W0365051

LES 5 PILIERS DU DÉVELOPPEMENT PERSONNEL

(3 livres en 1)

Communication assertive, Langage corporel, Comment Arrêter De Trop Penser, Intelligence émotionnelle, PNL

Angela Rivoli

SOMMAIRE

COMMENT ARRETER DE TROP PENSER

LE MANUEL DU LANGAGE CORPOREL

COMMUNICATION ASSERTIVE

COMMENT ARRETER DE TROP PENSER

Le guide pratique pour éliminer les pensées obsessionnelles, effacer les mauvaises habitudes et vivre sereinement.

Angela Rivoli

INTRODUCTION

« Je n'arrive pas à arrêter d'y penser »,

« j'ai l'esprit embrouillé »,

« je me noie dans un verre d'eau »,

« je n'ai rien accompli aujourd'hui ».

Il arrive à tout le monde d'avoir des problèmes de concentration, de regarder son téléphone pour voir l'heure et de ne même pas s'apercevoir de la fonction horloge. Mais aussi de rentrer dans un magasin ou une pièce et de ne plus se souvenir de ce que nous devions faire, ou pire, de devoir travailler sur un projet qui devrait prendre une heure et, après une journée, y être encore perdu. Pire encore de vouloir passer une journée de repos en paix et de se retrouver à fouiller sans fin dans un flot de pensées involontaires, avec, pour résultat, se retrouver encore plus stressé. Même lorsque nous partons en vacances, il semble que certaines pensées plombent l'esprit même si nous sommes loin de la source principale de stress, avec pour résultat que beaucoup de gens reviennent de vacances et prononcent des phrases du genre « J'ai besoin de vacances après mes vacances ».

La pire chose que nous pouvons entendre, lorsque nous sommes stressés, c'est quelqu'un qui nous conseille de « ne pas y penser », lorsqu'il s'est passé quelque chose de désagréable ou lorsque nous sommes préoccupés parce que nous devons faire quelque chose d'important. Pourtant, malgré la bonne volonté, les conseils, assez banals il faut le dire, de ceux qui n'ont aucune idée de comment se déroulent certains processus mentaux fondamentaux. Et malgré la nécessité évidente de ralentir les rythmes de la pensée et de coordonner tout cela avec les besoins personnels, il devient de plus en plus difficile de « ne pas y penser ». C'est un peu comme lorsque vous êtes agité et que quelqu'un vous ordonne de vous calmer immédiatement ou lorsque vous êtes triste et que l'unique aide que vous recevez est de vous entendre dire « ne sois pas triste ». Généralement, ce type d'interaction nous laisse encore plus insatisfaits qu'avant, car il insinue notre incapacité à gérer nos émotions.

Nous avons besoin de quelque chose de plus, et ici je peux vous donner le premier conseil qui m'a personnellement sauvée dans de nombreuses situations. Faites attention à ne pas accepter de suggestions de personnes qui ne montrent pas qu'elles comprennent pleinement le problème. Au fil des ans, j'ai vu des personnes obèses donner des conseils de régime et d'exercice physique et j'ai vu des personnes ayant une vie sentimentale malheureuse donner des conseils, souvent non sollicités d'ailleurs, sur les relations de couple. Les gens ont tendance à surévaluer leur rôle dans un problème, même lorsqu'ils n'ont pas saisi les points nécessaires pour surmonter les difficultés. Souvent, ils ne se rendent même pas compte que ce système ne fonctionne pas, s'ils ne parviennent pas à dire non à la nourriture ou s'ils ne parviennent pas à avoir des relations significatives.

Notre société en général considère qu'il est possible d'avoir des connaissances complètes grâce à une recherche effectuée dans le temps d'une « petite pause aux toilettes » et jamais autant qu'aujourd'hui nous trouvons des aspirants conseillers, coachs et mentors, rigoureusement autoproclamés, prêts à donner des conseils psychologiques. L'auto-référence trompeuse dans laquelle tombent les gens est de croire que, parce que nous faisons tous l'expérience de processus mentaux et émotionnels en continu, alors nous en sommes experts. Mais ce n'est pas le cas, et la complexité des études du secteur, de la neurobiologie jusqu'aux branches les plus ramifiées de la psychologie, ne peut être réduite à une phrase qui, pour la plupart, sert seulement à ramener un employé au travail ou à faire changer de sujet à quelqu'un qui exprime son doute. « Ne pas y penser » est vraiment le pire conseil que nous pouvons entendre et même moi, avant de pouvoir obtenir des résultats, et je peux le prouver, j'ai dû enquêter sur de nombreuses disciplines et une multitude d'études. Le résultat a été la compréhension de certains mécanismes clés et, surtout, des activités qui démantèlent la pensée négative-obsessionnelle, que vous trouverez plus loin.

Revenons à nous, nous essaierons de clarifier une fois pour toutes ce qu'est la pensée pour les êtres humains et comment cela influence la qualité de notre vie.

Donc, pour commencer, nous pouvons immédiatement clarifier ce point et faire un petit exercice d'échauffement. Aucune grande préparation ou effort particulièrement important ne sera nécessaire. Asseyez-vous confortablement, détendez-vous, respirez profondément deux fois et à ce stade, ne pensez pas pendant une minute. Vous pouvez regarder un cadran d'une montre ou fermer les yeux et mettre un minuteur de soixante secondes.

Si vous n'y parvenez pas… c'est complètement normal. Personne ne vous a jamais appris à vous concentrer ! L'école, la famille, la société, la télévision et les réseaux sociaux n'aident en aucune façon à obtenir un esprit libre de pensées involontaires et inutiles, ce n'est pas votre faute, ce n'est pas un manque ou un défaut que vous avez et seulement vous. Des millions, des milliards d'individus souffrent de la même condition de malaise psychologique généralisé qui est caractérisée par la sensation de ne pas avoir le contrôle de ce qui leur passe par la tête. Encore une fois, tout cela est parfaitement normal mais à la fin de ces écrits, il vous sera plus aisé de choisir et de savoir comment prendre des mesures. Vous aurez les outils avec lesquels rendre le parcours de votre pensée droit comme la trajectoire d'une flèche tirée par un archer et aiguisé comme l'épée d'un guerrier.

En revenant à l'exercice, essayons de comprendre que l'esprit humain ne peut pas éviter de se percevoir lui-même, et même pour savoir qu'il ne pense pas, il doit être conscient du fait qu'il a interrompu cette fonction pour une période donnée. C'est un peu la même situation que lorsque vous devez vérifier l'absence éventuelle de courant électrique dans la maison, vous essayez d'allumer la lumière. Votre esprit, involontairement, essaie de comprendre ce que vous faites.

Lorsque nous utilisons des substances telles que de l'alcool ou des drogues ou que nous vivons des épisodes hallucinatoires, l'esprit est également confus, en raison de l'absence de son système naturel d'autoréglementation et de contrôle. La nature involontaire de l'énergie cérébrale est encore débattue dans de nombreuses instances, de la neuroscience à la psychologie appliquée, et malgré la définition de « système nerveux central », nous réalisons que le cerveau est, comme ceux placés dans le reste du corps, un organe avec ses réponses immédiates caractéristiques aux stimuli de nature biochimique.

Dire à une machine aussi complexe d'arrêter une fonction qui ne nous convient pas, mais qui peut être née dans un contexte et avec sa propre logique, n'est simplement pas réalisable. Nous ne pouvons pas « éteindre un interrupteur » et c'est tout. Nous devons créer les bonnes conditions pour que le cerveau se sente capable de travailler à un rythme efficace, sans réduire les performances que nous voudrions améliorer et sans aller non plus se porter sur les nerfs, avec des effets négatifs tels que l'anxiété, les pensées obsessionnelles, les difficultés de récupération dans le repos, la tension nerveuse, le manque de lucidité, l'irritabilité, l'émotivité excessive ou la tristesse injustifiée. Il ne suffit vraiment pas de se faire dire « arrête d'y penser » pour obtenir un résultat !

L'esprit ne cesse pas de « faire quelque chose » même lorsque nous dormons, il ne cesse pas de faire bouger ses connexions lorsque nous nous reposons, quand nous nous détendons avec un passe-temps ou lorsque nous sommes très concentrés sur quelque chose. Le truc alors est de dresser l'esprit à faire ce dont nous avons besoin, à recueillir les signaux sans qu'ils interfèrent avec les activités conscientes, à détourner naturellement les pensées négatives et obsessionnelles et à soutenir ce que nous voulons faire.

Je vous donne tout de suite une bonne nouvelle. Tout cela est possible et beaucoup moins compliqué que nous le pensons, il vous suffit de suivre pas à pas les conseils de ce texte et, enfin, « vous arrêterez de trop y penser » vous aussi !

CHAPITRE 1
LA MACHINE MENTALE ET SES EMBARRAS

Pour comprendre pourquoi nous nous perdons dans des bavardages intérieurs, ou sommes enclins à nous distraire et à sous-estimer notre capacité de concentration, nous devons comprendre comment fonctionne, dans ses grandes lignes, notre principal organe de réflexion, le cerveau. Sans nous pencher trop sur les termes techniques propres aux scientifiques, regardons ce qui se passe dans notre tête lorsque nous pensons et utilisons cette prise de conscience pour sortir de la cage des pensées involontaires. Nous incluons également l'utilisation des technologies modernes et leur interaction avec notre esprit et voilà que nous aurons une vue d'ensemble de ce qui se passe lorsque nous laissons le « pilote automatique » de nos pensées involontaires.

1.1 - Que fait le cerveau

Autrefois, il était pensé que la fonction de cet organe était principalement de refroidir les humeurs du corps et de rendre ainsi le sang moins chaud. Cela découlait probablement de l'observation de la tête « chaude » pendant les fièvres, qui était évidemment accompagnée d'autres troubles et comportements irrationnels, raison pour laquelle notre langage persiste dans des expressions comme « tête chaude » pour désigner une personne impulsive et « un esprit froid » ou « sang froid » pour désigner au contraire les personnes réfléchies et calmes. Évidemment, le cerveau ne sert pas de thermorégulateur, mais il est impliqué dans l'élaboration de tous les stimuli sensoriels volontaires et involontaires, confiés à des systèmes qui se ramifient dans tout le corps afin de pouvoir coordonner les éventuelles actions pour l'homéostasie, c'est-à-dire le maintien de la condition optimale de l'organisme.

Le cerveau humain a évolué au cours de millions d'années à partir d'un organe neuronal dit primaire, que nous trouvons dans divers exemples dans le royaume animal, les reptiles. Nos plus anciens ancêtres vertébrés avaient, et ont toujours, un système nerveux central basé sur les nécessités essentielles de la vie sauvage hostile. Pour répondre à la nécessité de se préserver soi-même, le groupe et l'espèce, l'animal a deux réflexes innés appelés « fuite ou attaque » et tous deux sont liés à un groupe de fibres qui, chez les mammifères et donc aussi chez l'homme, forment l'amygdale. L'amygdale est responsable de l'activation du système sympathique, qui est accouplé au système parasympathique dans lequel se trouvent les fonctions involontaires d'urgence. Lorsque le complexe amygdalien cérébral est stimulé, il y a une réaction d'excitation du système nerveux périphérique, une dilatation de la pupille pour une meilleure vision frontale, une érection de poils et de follicules pour paraître plus gros et agressif. À cela s'ajoutent des nausées et un vide obtenu par une contraction des viscères pour alléger le corps, une sueur abondante, une consommation accrue de glucose pour alimenter l'effort musculaire. De plus, les sens de la vue et de l'ouïe sont plus vigilants, le sang s'évacue des parties molles de l'abdomen pour contrer une éventuelle hémorragie due à une blessure de combat et se dirige plutôt vers le cœur et les muscles pour améliorer l'oxygénation et la performance de force et d'agilité nécessaires pour la défense ou la fuite. L'hormone qui déclenche naturellement ce processus, suite à une stimulation perçue comme une menace, est l'adrénaline, produite par les glandes surrénales, et qui accélère le rythme cardiaque ainsi que toutes les autres sensations décrites ci-dessus. Au fil des millénaires, le cerveau mammifère a développé des stratégies de survie complexes, basées sur l'agglomération de groupes dans lesquels les individus sont liés de diverses manières aux autres, créant des concepts de base tels que « famille » et « clan », parallèlement à l'apparition d'un cortège de nombreuses autres habiletés importantes fournissant ce qui permet l'élaboration d'une information sur l'environnement naturel. Le cortex est responsable de cette élaboration des informations telles que le langage, la mémoire, la pensée, la perception et les émotions. Il est également important pour la planification des actions et la prise de décision, en tenant compte de toutes les informations mises à disposition. L'évolution du cortex chez l'homme a permis la conscience de soi, la reconnaissance de soi dans un miroir, l'utilisation d'outils, la création de relations socio-familiales complexes, la mémorisation d'une grande quantité de données, le développement et la transmission de coutumes, de savoirs, de technologies et la capacité de communiquer constamment pour diverses raisons.

Le cerveau humain est unique dans le royaume animal par sa complexité et pour le développement de zones impliquées dans la simple réflexion métaphysique, symbolique, introspective, ainsi que dans la communication et l'attribution de significations et de signifiants pouvant être traduits dans une invention unique dans l'histoire de l'Univers documenté… le mot.

1.1.1 Le mot dans le cerveau

Le mot est l'un des premiers produits artificiels de la planète et a permis à l'humanité d'atteindre de grands objectifs. Vous lisez des mots imprimés grâce aux indications transmises par différents groupes spécialisés de professionnels qui ont été formés précisément pour l'un des objectifs stratégiques les plus importants de notre économie et de notre existence en tant qu'êtres humains. Qui contrôle le mot contrôle également potentiellement tous les aspects de sa vie et de nombreux autres domaines essentiels pour le succès d'une vie significative. Nous ne pouvons pas penser à quelqu'un qui atteint un objectif quelconque sans devoir au moins en partie communiquer son activité, même s'il est muet ou sourd, il trouvera un moyen de se connecter avec ses semblables. Les animaux et les plantes communiquent par des stimuli auditifs, visuels, tactiles et chimiques, mais le mot est le seul moyen de donner des significations extrêmement complexes, détaillées et profondes qui varient également en fonction de celui qui reçoit le message. D'un autre côté, l'isolement communicationnel est un signe de problèmes mentaux ou de traumatismes. Son observation a permis de faire les premiers pas qui soient significatifs pour les neurosciences grâce à la contribution de Broca et Wernicke, découvreurs des deux régions qui portent leur nom, respectivement associées à la partie cérébrale chargée de l'élaboration du mot, dans la partie frontale, et celle de la communication de signification, dans le lobe temporal.

Cependant, le mot a également un pouvoir « négatif » dans le domaine spécifique que nous analysons, car certains termes peuvent s'accumuler dans notre mémoire et influencer notre comportement, par effet de chaîne.

La parole, en conjonction avec la mémoire et l'imagination visuelle, est l'un des principaux protagonistes du phénomène de la pensée involontaire. Dans notre esprit, lorsque nous sommes distraits, en repensant à de vieux problèmes et lorsque nous perdons du temps avec l'intention bienveillante de nous occuper de scénarios futurs, « nous parlons silencieusement ». Il s'agit d'un bavardage continu et potentiellement infini dans lequel nous passons en revue certains sujets, donnons des réponses intelligentes à quelqu'un avec qui nous nous disputons, peut-être depuis des jours ou des mois, trouvons des solutions brillantes, améliorons nos performances professionnelles ou scolaires, restaurons la justice contre les injustices subies ou nous protégeons contre des éléments négatifs potentiels que nous pourrions rencontrer à l'avenir. Nous faisons donc ici une distinction importante entre le mot exprimé vers l'extérieur et celui qui est élaboré vers l'intérieur.

Bien sûr, il est vrai que de nombreuses communications avec le monde extérieur aujourd'hui sont utilisées pour des besoins non vitaux, parfois les mots « gaspillés » dans des communications futiles sont un obstacle à notre bien-être plutôt qu'un enrichissement, mais il est également vrai que le mot intérieur, celui que nous ne prononçons pas et qui résonne dans notre tête, est souvent un signal négatif, résultat d'un travail excessif.

Très fréquemment, nous utilisons des mots négatifs pour renforcer nos peurs et nos angoisses en nous, et c'est une attitude qui semble rebondir entre le système involontaire de l'amygdale et du cortex, lorsque nous réinterprétons les significations de potentielles menaces… qui ne sont pas de vraies menaces.

Pourquoi avons-nous des réactions si fortes lorsque nous nous sentons submergés par des pensées et des mots, même si nous ne sommes pas réellement en danger ?

1.2 - Comment naît la pensée involontaire dans le cerveau

Nous commençons par dire qu'il existe deux types principaux de cellules cérébrales, les dendrites et les axones.

Ces premières cellules sont caractérisées par un système de filaments qui concerne les cellules directement voisines, tandis que les axones sont chargés de la communication à « longue distance », pour déplacer l'énergie mentale éventuelle d'un bout à l'autre de la boîte crânienne. Les dendrites forment souvent des groupes précis de synapses dites « en étoile » et nous pouvons affirmer qu'un certain ensemble d'activités mentales et psychophysiques ont un groupe de synapses en étoile. Il en est de même pour les activités mentales obsessionnelles, qui ferment la pensée dans une de ces chaînes synaptiques « fermées ».

Revenons maintenant à l'amygdale et à sa fonction. Le cerveau a un magnifique système d'alarme qui est capable de créer des réponses efficaces pour la survie, mais ce que nous pouvons considérer presque comme un « problème évolutif » encore insoluble, est bien…l'activation de ces alarmes, lorsqu'en réalité, il n'y a aucun besoin de réagir avec cette intensité. Parfois, dans nos villes, dans nos maisons très « civilisées » et même sous la chaleur de nos couvertures synthétiques, nous avons les mêmes réactions, même si elles ne sont pas toujours adéquates. Elles trouvent leurs origines alors que nos ancêtres, dans la savane ou la forêt, devaient partager leur territoire et celui de leur tribu avec des prédateurs potentiels, victimes de conditions pathologiques mystérieuses, de forces de la nature capables de retourner l'eau et la terre, ainsi que de la menace d'autres individus, de tribus différentes, avec lesquels ils devaient constamment se battre.

Ce qui occupe probablement votre esprit n'est pas l'attaque potentielle d'un tigre aux crocs de sabre ou la pénurie de gibier ou d'eau potable. Vous pensez plutôt à ce qui devrait être d'une certaine façon, mais qui se manifeste de manière complètement différente, à ce que les autres devraient faire, mais qui ne le font pas, et ce qui ne devrait pas être fait, mais que les autres font, même si vous ne trouvez pas cela juste. Ce sont, en principe, des conditions extrêmes de la vie, mais il est un fait que ces situations ont un énorme impact sur la vie des personnes, au point de remplir l'esprit des gens et les études des psychothérapeutes.

À un niveau « mécanique », ce qui se passe est qu'un certain groupe de connexions entre cellules neuronales, les synapses en étoile, construisent un circuit qui fatigue le système cérébral central avec la répétition continue de stimulus. Cela signifie que lorsque nous « pensons trop », nous utilisons une partie spécifique du cortex cérébral, partie dans laquelle les dendrites ont un rôle fondamental.

En gros, cela fonctionne comme ceci… Un stimulus est activé, il peut s'agir d'un souvenir, un mot que nous entendons, une photo, le langage non verbal d'une personne devant nous… L'esprit enregistre alors cet événement en lui attribuant un sens, l'amygdale le perçoit comme un problème, mais étant un système binaire, sans distinction, elle le perçoit ou ne le perçoit pas comme un danger. Pour l'amygdale, tout problème est un danger, et donc elle active ses fonctions, donnant une sensation désagréable qui accentue le malaise psychique. L'esprit essaie de filtrer le problème, de trouver une solution, de prendre les mesures nécessaires. En réalité, le « problème » peut être lié à une conversation désagréable quelques jours auparavant ou à un événement négatif il y a des mois, ou même à l'incertitude de l'avenir, mais cela n'affecte pas l'intensité de la sensation, cela met tout en alerte.

Physiquement, cela peut être épuisant, car cela revient à rester constamment sur le qui-vive comme un boxeur, avec les muscles tendus et l'esprit à l'affût de signaux de mouvement, pour être prêt à esquiver et à contre-attaquer… mais il n'y a personne, nous ne sommes même pas sur un ring. Même pour les boxeurs qui doivent vraiment faire face à un danger physique réel, en l'occurrence les poings de l'adversaire, il est déconseillé de rester sur ses gardes, mais il est préférable de respirer, d'oxygéner les muscles et de rester détendu chaque fois que vous en avez l'occasion pour ne pas épuiser le corps et l'esprit.

Pour certains, la prise de conscience de faire tout cet effort sans véritable danger devant eux devient un coup dur pour l'estime de soi, mais je vous assure que dès que vous prenez le contrôle et la responsabilité de votre parcours, vous ressentez un grand soulagement.

1.2.1 – La perte de temps dans le monde virtuel et l'anxiété

Selon une étude récente de l'Union européenne, des dizaines de millions de citoyens des États membres utilisent des anxiolytiques de manière continue et ont besoin d'une aide chimique pour se détendre et dormir. L'esprit de plus en plus de personnes est soumis à la pression d'une vie totalement parallèle à la réalité, une vie virtuelle qui occupe cependant du temps réel. Cette existence parallèle, substitut de nos désirs et de nos peurs, est malheureusement soutenue par les technologies de communication, nées et présentées comme une grande aide à notre civilisation, mais qui donnent cependant de nouvelles significations ainsi que de nouvelles valeurs à des mots qui, autrement, ne seraient pas importants et qui ne tourneraient pas dans notre tête comme la roue dans la cage d'un hamster hyperactif.

Il y a une augmentation du nombre de divorces consécutifs à des actions dans un monde virtuel, fait uniquement d'images et de mots, et non d'actions et d'interactions physiques réelles, mais qui ont tout de même causé de la souffrance et des fractures dans la gestion des dynamiques de couple. De manière similaire, nous assistons à une crise de l'attribution de significations dans les institutions sociales, la famille, le couple, l'amitié... Le résultat est qu'il y a toujours une connexion technologique croissante entre les personnes. Les médias sociaux créent un faux retour de dopamine lorsque nous recevons des interactions sur nos pages ou profils. Cela signifie concrètement que lorsqu'une personne aime notre contenu ou réagit à celui-ci, le cerveau libère de la dopamine, une substance qui nous procure du bien-être, émulant le type de gratification que nous ressentons lorsque nous terminons une tâche et sommes en harmonie avec notre environnement. Mais en réalité, ce « like », ce « j'aime » ou toute autre réaction virtuelle ne change rien du tout à notre vie. Le cerveau, trompé, ressent un « craving », un « désir ardent », une véritable crise de manque comme dans les dépendances toxicomanes, dès lors qu'il ne ressent pas, ou plus, cette sensation. Toujours plus de gens passent des heures à « scroller » avec leur pouce sur un écran, à la recherche de satisfaction qui ne dure que quelques instants et qui ne donne jamais la sensation d'avoir réellement accompli quelque chose d'important. Étant si facile à reproduire, puisqu'il suffit d'un téléphone mobile et d'un doigt, le cerveau recrée, de manière mécanique, la même condition, en… stressant l'esprit conscient ! De plus en plus d'institutions de santé dans le monde reconnaissent la dépendance aux réseaux sociaux comme une pathologie qui interfère avec le bien-être psycho-physique des personnes, mais il y a une bonne nouvelle à prendre en compte. L'effet n'est pas permanent et il suffit de se « désintoxiquer » pour obtenir d'énormes bénéfices et reprendre le contrôle de ses propres pensées et de son temps. Nous verrons plus loin quelques outils qui permettent de lutter contre ce problème de manière pratique et simple.

1.2.2 - Les moments les plus critiques

Une chose que vous aurez aussi remarquée et qui n'échappe pas aux recherches des scientifiques de différents domaines, c'est qu'une crise survient toujours au moment où nous sommes le plus vulnérables.

Un exemple pratique. Beaucoup de troubles psychosomatiques qui sont dus au stress ne frappent pas directement lorsque nous sommes exposés à un certain problème. Comme des graines de mauvaise herbe, ils attendent les conditions idéales pour sortir de l'ombre.

Les maux de tête, les coliques, les nausées, les troubles digestifs, les troubles du sommeil, l'agitation, l'irritabilité mais aussi les démangeaisons et l'hypersensibilité surgissent parfois, non pas lorsque nous sommes exposés à un événement négatif, mais seulement ultérieurement lorsque nous nous reposons.

L'esprit humain, en raison de sa structure cérébrale très évoluée, est différente de celle de tout autre animal. Un herbivore quelconque dans la jungle, s'il survit à une attaque d'un prédateur, après quelques minutes de tension après la fuite, retournera tranquillement brouter, observer les alentours, chercher un partenaire s'il est en saison de reproduction, se reposer lorsqu'il trouve un abri. Un humain, en revanche, ferait de cet événement une narration infinie avec ses semblables et, une fois seul, continuerait à y penser en exagérant le danger auquel il a échappé, probablement pendant les mois à venir et, dans les cas les plus graves, toute sa vie.

Même si certains individus réussissent mieux que d'autres à surmonter les traumatismes potentiels, nous ne devons pas faire se culpabiliser ceux qui ont plus de difficultés, car nous ne pouvons pas contrôler constamment la vulnérabilité d'une personne. L'un des exemples les plus frappants de trouble de la personnalité multiple a pu être déclenché par la peur soudaine ressentie par le sujet enfant, lorsqu'il a vu un serpent s'approcher pour l'attaquer, ce qui a suffi à fragmenter son psychisme.

Lorsqu'il se passe quelque chose qui nous trouble, nous n'avons pas le temps de nous sentir mal. L'amygdale s'active, puis le néocortex essaie de réinterpréter l'événement en vue de se protéger. Dans ce processus, l'esprit « se confond » assez fréquemment, car il n'est pas possible de modifier l'événement déjà passé, il est impossible de revenir en arrière. C'est pourquoi, dans l'ensemble du livre, nous étudierons différents outils pour organiser l'esprit en vue d'activités à accomplir et comment préserver notre sérénité.

En revenant au « moment critique », nous percevons la crise encore plus fortement lorsque nous sommes éloignés de l'élément déclencheur, car nous avons la possibilité de le regarder sous un autre angle que celui de départ. Les victimes d'agressions, d'accidents ou d'injustices se retrouvent dans leur lit, un lieu qui devrait être le plus sûr, à peut-être ressasser obsessionnellement ce qui s'est passé, ce qu'elles auraient voulu faire, se culpabilisant de ne pas avoir pu ou su faire mieux.

En effet, le repos est le moment où le stress frappe le plus fort. Lorsque nous sommes au repos, cependant, nous devons accorder une extrême importance à cet acte et ne pas laisser les pensées involontaires surgir en nous et… contre nous. C'est pourquoi nous devons être particulièrement attentifs à créer une série d'habitudes qui nous permettent de ne pas être attachés aux pensées liées au moment de plus grande vulnérabilité de la journée.

1.3 - Comment réagir à l'anxiété, un premier exercice contre le « bavardage mental » involontaire

Bien que nous consacrerons un chapitre entier plus tard aux techniques pour développer de bonnes habitudes, je veux proposer un autre exercice pratique, dès maintenant, afin de contrôler les éventuelles sensations négatives qui surgissent spontanément dans l'esprit et qui peuvent vous distraire de cette lecture.

Déconnecter l'esprit du support physique est une erreur que certaines écoles d'origine de psychanalyse ont abordé, avant de revenir à parler de physicalité. Il n'y a pas d'esprit sans expérience corporelle et il n'est pas possible de vivre dans le corps sans conscience mentale. Certains troubles de grande importance et d'impact, comme la schizophrénie, sont accompagnés de la dissociation corporelle. Sans nous plonger dans le monde complexe des psychopathologies, nous pouvons apprendre que négliger ou sous-estimer l'importance de son propre corps est une grave erreur et que, parfois, certains gestes simples de conscience et de gratification de soi peuvent être salvateurs pour l'équilibre mental.

Si, lorsque l'anxiété est causée par un groupe de pensées spécifiques, il est possible de penser à en parler à un spécialiste, mais dans tous les cas, lorsque le trouble « commun » et pas trop grave se manifeste, nous pouvons essayer de nous détendre.

La situation peut être la suivante. Vous vous rendez soudainement compte que vous pensez à la même chose depuis un certain temps, que ce soit quelques minutes ou quelques heures, au lieu de faire quelque chose que vous deviez faire. Vous vous sentez épuisé, confus, avec le début d'une migraine et une gêne diffuse généralisée. Dès que la conscience d'avoir perdu du temps se fait sentir, le sentiment de culpabilité sera probablement également présent.

Ne pensez pas encore et encore aux émotions ou aux sensations. Pensez plutôt à votre corps. Isolez la sensation dans un point précis de votre physique et essayez en même temps de détendre le bas de l'estomac. Souvent, c'est là que se concentrent les tensions physiques liées à l'état d'agitation. Pour détendre le bas de l'estomac, n'exercez pas de pression ou de manipulation mais agissez de l'intérieur. Respirez profondément sans essayer de gonfler ni la cage thoracique ni la gorge, mais en inspirant lentement par le nez, amenez l'air idéalement vers l'abdomen. Comptez dix respirations et visualisez l'air qui entre et qui sort.

La respiration, pratiquée de cette façon, gouverne la pensée et se libère ainsi des tensions superflues. Probablement, dans cette phase, vous ressentirez quelques pensées revenir à la charge. Ce n'est pas grave, cela arrive à tout le monde. Simplement, ne vous concentrez pas sur la pensée qui surgit et laissez-la couler comme l'air qui entre et qui sort, sans aucun effort. Chaque fois que vous ressentez une pensée involontaire, lorsque vous en êtes devenu conscient, vous pouvez « l'expirer » comme s'il s'agissait du dioxyde de carbone de vos poumons et non plus d'une phrase à répéter obsessionnellement.

1.4 – L'intelligence émotionnelle au service de l'esprit conscient

L'intelligence émotionnelle selon le psychologue Daniel Goleman se réfère à un groupe de compétences psychologiques-émotionnelles qui ne s'appliquent pas seulement à un contexte logique-mathématique, mais également à un contexte inter-relationnel plus large où les émotions servent de moyen de communication. Nous avons déjà dit que les mots jouent un rôle essentiel dans notre monde humain, mais ils ne suffisent certainement pas à expliquer tous les événements intérieurs et extérieurs impliquant l'humanité. Les grands événements historiques ont été accompagnés par un grand investissement en énergie et en efforts collectifs, mais également en émotions qui orientaient ces efforts vers un seul point.

L'intelligence émotionnelle est celle qui permet une compréhension proprement humaine de l'expérience historique lointaine et d'avoir de l'empathie pour ce qui se passe dans le temps et les lieux proches de l'individu. Celle-ci est indispensable à la compréhension des contextes particuliers, à la mise en œuvre du relativisme moral et culturel, pour la compréhension des clés de lecture d'un geste ou d'une idée différente. Cette intelligence émotionnelle permet de créer un point de vue alternatif, développe la pensée latérale indispensable à la résolution de problèmes et à l'action de surmonter des obstacles avec une approche qualitativement meilleure. Elle rend donc la pensée individuelle hétérogène, permet la planification même sur des bases non purement matérielles mais en prenant également en compte le résultat en termes de satisfaction à long terme, donne la possibilité d'éviter ou d'atténuer les conflits relationnels. À cela s'ajoute qu'elle oriente la personnalité vers une attitude proactive et assertive pour défendre ses propres intérêts et le sens de la justice, conduit naturellement à choisir des objectifs de vie significatifs et intéressants ainsi que partageables.

L'intelligence émotionnelle est étudiée aussi bien dans le domaine socio-psychologique-relationnel que dans le monde de l'entreprise en vue de résoudre divers problèmes exécutifs et organisationnels.

En résumé, ce qui a été constaté est que, alors que l'attitude générale de certains grands instituts du monde était de produire des techniciens pour améliorer le progrès, en termes de culture matérielle, la société et les esprits scientifiques eux-mêmes avaient besoin de continuer à nourrir leur côté émotionnel. Pour citer une phrase apparue dans « Le Cercle Des Poètes Disparus » avec Robin Williams. « La médecine, le droit, l'économie, l'ingénierie sont de nobles professions, nécessaires à notre subsistance. Mais tous ont besoin de littérature, de poésie, de théâtre, de musique, pour donner une signification à la vie ». « … la poésie, la beauté, l'amour, le romantisme… ce sont ces choses qui nous maintiennent en vie ».

Un monde privé de beauté et incapable de la saisir serait un monde affreux, une humanité capable de se promener dans l'espace, mais incapable de s'émouvoir pour cette entreprise, n'aurait aucune motivation à faire quoi que ce soit de nouveau, et donc, même à essayer de découvrir et d'inventer quelque chose d'innovant.

En un monde dans lequel nous nous trompons trop souvent de la présence de l'intelligence logique dans notre espèce, comme s'il s'agissait d'un élément froid et peu empathique, sans émotions, l'émotivité est considérée comme un obstacle, alors qu'elle est un outil qui aide l'homme depuis toujours à grandir et à s'améliorer. L'intelligence émotionnelle fait partie de notre patrimoine évolutif et nous a amenés à regarder les étoiles et à sonder l'infini. Les émotions sont donc nos alliées, car au fond de nous, elles nous donnent une lecture de ce que nous affrontons à ce moment-là, et surtout, elles nous indiquent comment nous allons réellement dans cette situation. Rien de positif ne peut venir d'une condition où nos sens sont en alerte, et parfois à tort, mais… lorsque même l'intelligence émotionnelle nous dit que nous nous faisons du mal, alors il est temps de changer quelque chose !

Tant de situations problématiques et qui ont grandi avec le temps auraient pu être évitées si nous n'avions pas été perdus dans des pensées obsessionnelles, mais simplement que nous nous soyons posés une question que nous pouvons nous poser, gratuitement, à tout moment :

« **Comment je me sens ?** »

1.5 – Une petite auto-analyse avec une petite question existentielle

Le pouvoir de cette question est vraiment extraordinaire. Pourtant, même un petit geste comme enquêter sur ses propres émotions nous perturbe et nous effraie, il suffit de demander à n'importe quel psychologue combien de séances, surtout au début d'un parcours, se terminent en pleurs incontrôlables.

La confusion mentale génère de la souffrance mentale et, ensemble, ces deux facteurs nous empêchent de jouir d'un esprit calme et proactif. Nous grandissons tous confus, car dès notre première enfance nous sommes encouragés à marcher, toucher et parler, et ensuite nous passons notre enfance à être réprimandés si nous faisons exactement ce que, peu de temps auparavant, on nous poussait à faire.

En se demandant « comment je me sens ? », nous devrions avoir et apprécier une éducation de base pour le développement de citoyens conscients et équilibrés. Mais trop souvent, l'émotion est considérée comme un défaut. « Ne sois pas comme un petit enfant », « ne fais pas la petite fille », « ne sois pas faible ». C'est ainsi que trop souvent, ceux qui expriment leur mécontentement et leur malaise dans un contexte négatif sont réprimandés, comme s'il y avait quelque chose de fondamentalement mal dans le fait d'être enfant, ou petite fille, ou de passer par un moment de faiblesse. La prétention d'être toujours performant et rigide n'apporte aucun bonheur personnel, c'est une imposition pour atteindre des objectifs qui très fréquemment ne nous apportent aucun bénéfice.

Mais alors, les mêmes éducateurs et parents encouragent l'honnêteté de la même personne à laquelle il a été ordonné de réprimer ses émotions. Il manque donc une éducation à la reconnaissance des émotions, à l'attribution d'une valeur, d'un sens émotionnel, à l'utilisation correcte des émotions par rapport au contexte, car même la négation des émotions des autres est une émotion et en déclenche d'autres en retour. Heureusement, nous pouvons remédier à cela en partant de nous-même et de nos sensations, en les reconnaissant et en agissant en conséquence.

L'idéal, dans la vie, serait d'avoir la maturité et l'adaptabilité suffisantes pour ne jamais être gêné par un problème pas trop pressant et de résoudre pacifiquement chaque situation, mais tant que nous ne parvenons pas à apaiser notre propre bavardage intérieur, il est difficile d'atteindre cet objectif.

Nous devons redécouvrir le pouvoir de l'analyse de notre condition particulière simplement en déterminant si la situation que nous vivons est faite pour nous ou non. Si nous répondons « mal » ou « pas trop bien » à la question « comment je me sens ? », nous devons immédiatement comprendre ce qui nous tracasse et ce que nous pouvons faire pour améliorer notre situation. Parfois, la bonne stratégie est de faire un petit changement, même minuscule, que personne ne remarquera, mais qui fera la différence dans notre journée et dans notre vie en général. D'autres fois, nous devons nous éloigner de ce qui nous empêche d'être tranquille, car il est rare que les conditions critiques s'améliorent en continuant à simplement répéter le même schéma précédent et en « étant patient ».

CHAPITRE 2
ÉMOTIONS EN ORDRE POUR UN ESPRIT EN ORDRE

Faire le tri dans le bavardage mental nécessite une connexion à un outil souvent sous-estimé : les émotions. Trop souvent, nous nous référons à ce groupe de pensées, à un événement lié à quelque chose, comme une raison d'être extrêmement triste ou extrêmement euphorique. Mais en réalité, l'émotivité est une partie fondamentale de l'expérience humaine ordinaire. Si nous nous rappelons un fait à travers la mémoire « pure », il sera tôt ou tard déformé ou perdu dans les méandres de la mémoire. Si, en revanche, nous attribuons une valeur émotionnelle à un événement, il est très peu probable qu'il disparaisse.

C'est un peu le concept des madeleines de Marcel Proust, dont l'odeur sucrée rappelait à l'écrivain tous les événements de son enfance et les plus marquants de sa vie. Mais ne tombons pas dans le piège séduisant de surévaluer les émotions ou de les charger de significations inappropriées. Trop souvent, nous idéalisons les éléments sentimentaux en créant une distorsion de l'expérience et de la pensée, et en finissant ainsi par répéter des schémas négatifs. Par exemple, celui qui pense que « c'était mieux avant » pourrait être poussé à ne pas considérer des solutions optimales ou des innovations, car il craint un bouleversement de la routine, préférant la routine à une condition qualitativement meilleure, ou parce qu'il est poussé par le sentimentalisme et l'attribution de valeur arbitraire à une condition, seulement pour faire taire sa nostalgie.

D'autres sont en revanche « esclaves du bonheur ». Ici, l'erreur consiste à superposer « bonheur » et « euphorie », ayant pour résultat que la personne cherche constamment un état de stupeur, de merveille, d'émotions électrisantes et la réalisation d'un grand plaisir satisfaisant qui, cependant, échappe constamment ou, lorsqu'il est saisi, se dissout rapidement. Au contraire, ceux qui ne croient pas catégoriquement qu'il faut vivre en cherchant à être heureux, passent leur vie esclave de leur devoir, mais sans trouver de stimulus pour conclure la journée en paix, constamment tourmenté par le besoin de faire mieux, pour se retrouver ensuite dépaysé et terrifié à l'arrivée de la retraite.

Dans chacune de ces conditions, l'individu souffre, car il n'a pas mis d'ordre, avec une autre question simple, mais essentielle, dans la vie adulte :

« **Qu'est-ce que je veux ?** »

2.1 – Que voulez-vous vraiment

Nous parlerons plus tard du doute lié au milieu professionnel, aux technologies sociales modernes et à la sensation d'avoir fait des erreurs dans les choix personnels, ce qui tourmente beaucoup de gens, de manière parfaitement inutile, et nous verrons comment nous libérer de ce sentiment oppressant de culpabilité et d'insatisfaction.

Pour l'instant, concentrons-nous sur l'un des points qui contrecarrent le bavardage mental involontaire et qui aident à éliminer le stress psychologique dû à l'insatisfaction et aux objectifs.

Le monde postmoderne est fait de confusion.

Le « chaos organisé », l'économie de choc, sont tous des modèles dans lesquels le cerveau des consommateurs est bombardé de manière à les inciter à dépenser davantage et à accepter des conditions comptant parmi les pires, car sous une pression virtuelle. Cette pression se produit de différentes manières, dont beaucoup sont programmées. Lorsque nous entrons dans un supermarché, nous sommes perturbés par la disposition, la musique, les lumières, même les odeurs, et un client perturbé dépense en moyenne 30 % de plus. Nous passons une grande partie de notre existence bombardés d'informations. La plupart d'entre nous ne sont pas en manque d'informations ni d'approfondissements, bien au contraire. C'est cette énorme masse de stimuli qui crée une plus grande dispersion de contenus. Ce n'est pas un hasard si nous sommes arrivés à avoir de la contre-information et de la désinformation sur des sujets importants tels que la santé ou même sur l'état de santé de la planète juste maintenant, à l'époque où nous avons une technologie capable d'apporter chaque donnée exacte à portée d'un clic. Nous sommes distraits, confus et manipulés, et dans ce contexte, nous avons beaucoup de mal à faire taire les suggestions des campagnes publicitaires, pour lesquelles des milliards d'euros sont investis chaque année uniquement en conseils psychologiques par les multinationales. Ceci et bien d'autres contenus interfèrent avec la question dont nous parlions avant. « **Qu'est-ce que je veux ?** » est la vraie question. Et la réponse n'est pas une sélection de vingt-cinq yaourts différents, douze dentifrices, quatorze bières… Nous avons l'habitude de penser qu'une « chose » remplira les éventuels vides émotionnels, et cela entraîne des conséquences graves, comme les dépendances et les souffrances. Le nouveau produit dont nous souffrons de l'absence ou pour lequel nous souffrons de la dépense n'est pas celui que nous voulons, en termes de satisfaction à long terme. Il vaut la peine de s'arrêter pour réfléchir à cette expression « Je travaille pour pouvoir me payer la voiture avec laquelle je vais aller travailler ». Et si nous ne voulons ni ce travail ni cette voiture ? Alors pourquoi le faisons-nous ? Parce que nous avons laissé quelqu'un d'autre décider pour nous, en considérant notre vocation ou notre ambition pour un meilleur usage de notre temps comme un « caprice émotionnel ».

Attention cependant, car l'esprit stimulé pendant des années de consommation de l'imaginaire et du matérialisme ne se satisfait jamais, alors qu'il est très important de comprendre ce que nous voulons pour un but intelligent. Vouloir quelque chose parce que cela satisfait quelqu'un d'autre n'est pas une bonne raison pour le vouloir, ni parce que cela se conforme au sens commun, qui est lui-même influencé par la stimulation de la consommation. Pas plus que si nous ne savons pas ce que nous voulons à ce moment-là. Il vaut mieux ne rien avoir ou recevoir plutôt que quelque chose obtenu dans ces conditions.

La volonté personnelle doit être prête à saisir quelque chose de définitif, significatif et vraiment satisfaisant. Ainsi, à la lumière de tout cela, que voulez-vous vraiment ?

2.1.1 Qu'est-ce que je veux, et comment ne pas perdre de temps à penser à ce que je ne veux pas

À ce stade, beaucoup pensent pouvoir prendre un raccourci et, victimes d'une paresse mentale qui récompense l'utilisation massive de télévision ou de distractions sociales, ne veulent pas réfléchir sur leur vie, ils répondent simplement « je veux être heureux ». Et même cette réflexion peut être un piège, car elle confond cause et effet. Le bonheur est un effet, et sans savoir ce qui le cause ou l'apporte, nous ne l'obtiendrons jamais. Tout d'abord, le bonheur n'est pas quelque chose que nous possédons mais c'est un état d'esprit que nous atteignons grâce à des récompenses et en même temps grâce à une clarté mentale. Il n'y a pas de somme d'argent, pas de voiture de sport ou de voyage luxueux qui apporte vraiment la paix dans le cœur de celui qui voit des problèmes partout. Les études sur le conditionnement de Pavlov montrent que le stimulant perd de sa force avec le temps, donc il ne s'agit que de jours, peut-être de semaines, avant que l'argent, la voiture ou les vacances ne cessent de satisfaire superficiellement les sens et que le sentiment d'insatisfaction et d'inadéquation revienne.

Pour une suggestion qui apporte un peu de lucidité, essayez de penser non seulement à « ce que je veux », mais plutôt à « ce que je veux faire » et à « ce que je veux savoir faire ». Vous serez étonné de savoir que tout au long de votre vie, le morceau manquant à votre équipement émotionnel pour vous sentir plus complet et satisfait, n'était pas du tout un objet, mais la capacité à utiliser quelque chose au mieux. Beaucoup des compétences que nous pouvons apprendre créent une satisfaction beaucoup plus durable et beaucoup plus stable et si nous orientons notre attention non pas sur la possession de quelque chose, mais sur l'utilisation de compétences et d'informations. Voici que la perspective change et notre bavardage intérieur involontaire cesse d'être obsessionnel et nuisible, mais se tourne vers des activités positives et bénéfiques pour notre fonctionnement mental. Il est souvent regardé des films et des séries télévisées en pensant à quel point il serait agréable de posséder quelque chose qui caractérise ce personnage, mais il pourrait être beaucoup mieux de savoir reproduire les compétences gagnantes ou la capacité à utiliser tel ou tel outil.

La vérité est que nous ne sommes pas satisfaits d'un objet et que nous ne le serons jamais, mais nous nous convainquons que nous devons perdre notre temps et notre énergie intérieure à poursuivre quelque chose avec l'espoir que tout change magiquement. Pensez à un jouet que vous aviez enfant, quand l'avez-vous pris pour la dernière fois, quand vous vous êtes amusé pour la dernière fois, combien de temps a duré votre satisfaction ?

Il en est de même pour beaucoup des choses qui vous entourent probablement, ou que vous aimeriez avoir autour de vous maintenant, que ce soit un objet décoratif ou un vêtement, ils perdent facilement cette puissance, précisément celle qui reste et résiste dans les compétences acquises. Un sportif trouvera toujours plus d'émotions et de satisfaction qu'une personne qui regarde passivement un match sans rien apprendre pour elle-même, un musicien pourra avoir une passion continue dans son existence, que ce soit en jouant ou en écoutant sa musique préférée. Et c'est la même chose pour quiconque cultive une compétence, qu'elle soit liée à une discipline spécifique, à un art, à une activité manuelle comme l'artisanat, à un domaine d'enquête scientifique… Donc le conseil fondamental, lorsque vous sentez que vous avez des pensées obsessionnelles, est de vous demander également « Qu'est-ce que je veux faire ».

Ne pas penser à « ce que je ne veux pas faire », car de cette façon, vous renforcez uniquement le conditionnement négatif et ne sortez pas du cercle vicieux dans lequel votre pensée est tombée. Vous devez stimuler la réflexion qui utilise les axones, les neurones longs, et sortir de la synapse en étoile qui enferme la pensée dans un schéma continu. Penser à « ce qu'il faut faire » active un schéma différent où sont également insérées les activités neuro-psychomotrices en se déplaçant de la recherche de dopamine, la molécule de la satisfaction, vers l'endorphine, la molécule de la satisfaction physique, et la sérotonine, cette substance naturelle du corps qui permet un bon fonctionnement mental. C'est un moyen de sortir de l'esprit et de revenir sur le plan réel, en mettant en œuvre des compétences pratiques.

Combien de ce que vous vivez dans votre esprit se réalise dans le monde réel ? Très peu. La grande majorité de nos pensées, des milliers chaque jour, ne concernent PAS la réalité et sont donc déconnectées de nos vrais problèmes. En lieu et place, les compétences personnelles qui persistent dans l'esprit ont la capacité de concentrer l'attention uniquement sur ce qui est nécessaire, sur le développement de relations significatives et sur les satisfactions de longue durée.

2.1.2 Exercice pour faire de l'ordre dans la perspective future

Essayons maintenant de mettre de l'ordre de manière pratique avec un exercice d'écriture.

En essayant de maintenir une approche réaliste, réfléchissez à ce que vous souhaiteriez obtenir d'ici à trois ans. Trois ans est un délai raisonnable pour avoir appris et mis en place différentes compétences pour un succès tangible dans un domaine ou pour avoir obtenu des avancées significatives. Quels sont vos objectifs personnels ? Clarifiez comment ils peuvent influencer votre famille, et inversement, sur les affections, vos priorités, votre emploi actuel ou votre engagement. Comment réagissez-vous à une mauvaise journée ? Que faites-vous pour ne pas vous décourager ? Comment combattez-vous les distractions éventuelles ?

La nature du plaisir essaie de vous faire donner de la valeur à une soirée « de folie », une vie consacrée à prendre des engagements uniquement pour le plaisir et non pour vos objectifs, c'est un mécanisme qui s'intègre parfaitement dans la société des consommations « jetables » dont nous avons déjà parlé et qui empêche votre objectif personnel principal. Comment réagissez-vous face à la proposition de distractions fortes comme l'alcool et la drogue ? Comment gérez-vous votre temps libre et votre repos ? Comment maintenez-vous votre trajectoire pour trois ans ?

Ces questions ont besoin d'une réponse maintenant et si vous n'avez pas la réponse… trouvez-la. Ne perdez pas des mois à chercher la réponse parfaite, mais trouvez le plus rapidement possible chaque point et remplissez complètement les lacunes et les doutes. Ne cultivez pas les doutes, cultivez les réponses et écrivez-les de manière à ce qu'elles ne soient pas perdues comme des paroles en l'air.

Maintenant, pensez à l'inverse de ce que vous voudriez obtenir. Beaucoup de gens vivent dans une forme d'enfer personnel parce qu'ils ont répondu, sans le vouloir, de manière complètement erronée, aux questions ci-dessus.

Tous avons connu ou avons vu quelqu'un victime de son propre enfer personnel, des personnes abattues par des événements qui semblaient s'acharner contre elles. L'enfer est réel. L'enfer personnel est le pire résultat possible par rapport à ce que nous voulions, la solution obligatoire diamétralement opposée au désir de réalisation personnelle. Qu'il y en ait un éternel après la vie est un sujet de débat religieux, mais dans la vie quotidienne, c'est le point auquel nous devons tourner le dos et aller plutôt dans une direction que nous savons être la bonne, pour avoir un bon résultat dans cette existence. Changer, s'engager, avoir des engagements, cela peut être effrayant, mais vous devez avoir beaucoup plus peur de finir dans votre enfer personnel, et beaucoup y finissent, car ils sont restés piégés en gaspillant du temps et des ressources dans des pensées involontaires et de la procrastination.

Nous savons tous qu'en suivant un parcours négatif, nous n'obtiendrons rien de bon, mais nous avons du mal à mettre en pratique un parcours meilleur, car nous nous illusionnons que nous avons du temps infini à utiliser et à redresser la route dans un proche avenir. Et cela… tout en nous contentant de survivre dans des conditions qui ne nous plaisent pas, jusqu'à ce que la corde ne se rompe et que nous réalisions avoir gaspillé d'innombrables jours à espérer que notre paradis personnel se réalise tout seul en un instant.

Pourtant, l'élaboration d'un plan précis et l'effort de le suivre nous sortent de cette condition catastrophe, nous le savons, mais nous manquons de la correcte motivation pour atteindre ce que nous voulons. La ligne qui sépare un enfer personnel d'un paradis personnel réside dans la réponse que vous donnez à vos besoins existentiels.

Donc, vous ne pouvez pas être à la fois un entrepreneur à succès d'une nouvelle technologie qui améliorera le monde, un scientifique candidat au prix Nobel ou un écrivain talentueux ou un cuisinier convoité dans les meilleurs restaurants, si vous décidez de boire chaque soir une bouteille d'une boisson contenant de l'alcool, ou d'investir votre argent dans des biens non nécessaires, mais espérez que les choses positives se produiront quand même simplement parce que vous le voulez.

La meilleure motivation que nous pouvons trouver est qu'il faut être réaliste et exiger le meilleur résultat possible. Faites donc attention également aux émotions qui vous amènent à vous adonner à des actes auto-apaisants et édéniques et pensez plutôt qu'il est très bien d'espérer que les choses se passent bien, mais cela ne suffit pas. Une mauvaise culture new age, ces dernières années, a imposé l'idée qu'il suffit de vouloir quelque chose pour l'attirer, mais ce n'est pas le cas. Vous devez avoir une idée claire de comment vous allez obtenir ce que vous voulez, et pour cela, vous devez répondre honnêtement aux questions qui vous aideront à planifier vos étapes maintenant, pour ces trois prochaines années. Si vous voulez ensuite changer quelque chose, si l'objectif change, et cela peut arriver, ce qui est normal, alors vous pourrez réécrire une partie de ce que vous avez déjà fixé et vous engager encore plus dur dans la nouvelle direction. Vous n'êtes pas en train de « changer de route », vous spécifiez simplement mieux l'adresse d'arrivée.

2.2 – La nature fluide des émotions

L'esprit ne s'attache pas de manière monolithique à toutes les choses. Il y a des « faits totaux », des vérités objectives et des nœuds centraux qui nous donnent des bases solides pour nos motivations, comme la recherche du bonheur et de la sécurité, par exemple.

Le reste peut changer.

La façon dont nous nous rapportons à certaines choses, mais plus souvent, aux personnes, est fluide, et même envers nous-même, nous éprouvons un grand nombre d'émotions qui changent d'un jour à l'autre.

Aucune relation, de celles des plus formelles à celles des plus passionnelles, n'est immuable, mais elle change au fil du temps car c'est la nature des êtres humains de changer. Avoir un objectif pratique qui implique également la sphère émotionnelle devient donc un excellent allié contre la dispersion d'énergie et de temps. Tout d'abord, essayez de comprendre si l'attribution d'une certaine émotion, positive ou négative, vous apporte un avantage. Les talk-shows et les reality shows à la télévision, beaucoup de matériel diffusé sur les réseaux sociaux, des scénarios de tous genres mais de mauvaise qualité, les potins sous toutes leurs formes, certains types d'« information »... Ce sont toutes des distractions qui exercent cependant une influence sur la sphère émotionnelle en donnant l'illusion qu'une chose est incroyablement importante en activant un mécanisme interne qui dit... « tout le monde en parle, cours aussi partager ce post ou ce lien ou cette image ! ». En se fiant à une sensation, nous passons notre temps à produire du matériel qui sert de nourriture pour les entreprises intéressées par l'utilisation des réseaux sociaux. Notamment la diffusion spontanée de certaines idées et produits, même l'intérêt est un produit, rappelez-vous, et, en même temps, ils tirent profit de la publicité et de l'archivage des données des consommateurs.

Cette émotion que vous avez ressentie et qui vous a aidé à vaincre une lassitude momentanée ne servait à rien d'utile pour votre existence, elle vous a distrait de quelque chose de plus important et même votre repos ou la possibilité de vous détacher d'un écran pour respirer est plus utile et important que la montagne russe émotionnelle dénuée de significations profondes.

Soyons réalistes… La nouvelle robe d'une actrice ou la relation d'un joueur de football n'amélioreront pas votre vie, mais avec des milliers d'autres « nouvelles » similaires, votre humeur est finalement influencée. La comparaison constante avec ce monde adouci et artificiel a créé une augmentation de dépressions, de névroses et d'anxiété sociale. Le changement continu et rapide d'humeur ne favorise ni la concentration ni le développement d'idées personnelles. Il crée cette brume qui obscurcit tout et qui fait passer des heures entières à la recherche d'une émotion positive qui, comme nous l'avons dit dans les paragraphes précédents, ne sera pas obtenue en pensant à un tas de futilités aléatoires, mais uniquement en obtenant des compétences utiles pour la vie et en dirigeant notre énergie vers un objectif à long terme. Nous devons réduire la quantité d'informations qui persistent dans notre tête pendant notre temps libre et augmenter leur qualité, pas l'inverse.

2.3 – La perception du temps

L'esprit a beaucoup de difficulté à comprendre le temps. Cette dimension particulière qui se poursuit invisiblement dans l'espace nous échappe et chacun de nous lui donne des significations différentes à chaque mesure. Par exemple, si je dis « une seconde », faisant allusion à une des unités les plus courtes de temps chronologique, nous comprenons qu'il s'agit d'un temps très court. Cependant, si je dis « un million de secondes » ou « un milliard de secondes », l'esprit perçoit seulement deux grandes quantités similaires de temps, mais en réalité, il s'agit respectivement d'environ onze jours et demi contre presque trente-deux ans.

Un éclair d'une seconde peut équivaloir à la période de temps où une idée arrive, mais avant qu'elle ne parte, si elle se transforme en une pensée obsessionnelle, elle peut également se transformer en un million ou un milliard de secondes passées sur le long terme à répéter les mêmes préoccupations. C'est pratiquement une condamnation où l'accusé, l'avocat, le juge et le gardien sont la même personne... vous !

Mais essayons de ne pas paniquer. Croire que chaque jour, chaque minute et chaque seconde de sa vie doivent être remplis de significations profondes est une illusion dangereuse et contre productive. La vie n'est pas faite pour rester constamment au sommet des sensations les plus fortes, cela n'est pas physiologiquement possible, car, comme l'illustrent les sciences comportementales, l'euphorie, cet état mental de perte de contrôle temporairement agréable, ne dure que très peu de temps, pour se rétablir cet état a besoin d'une condition toujours nouvelle et plus forte que la précédente. La littérature scientifique et la narration rapportent de nombreux exemples de personnes riches, complètement anéanties par l'ennui et l'apathie après avoir cherché à remplir leur existence de seuls moments d'euphorie et d'excès. Cela se produisait à la cour de nobles européens ou pour de grands héritiers qui, inévitablement, tombaient dans des dépendances diverses et dangereuses, de n'avoir pas su gérer les moments inertes.

En revanche, la perception des unités les plus petites de temps, minutes et jours, sont extrêmement surévaluées car notre mémoire à court terme se réfère à l'intensité de certaines émotions, qui survit précisément dans ces mesures. Nous sommes plus attachés à la poussée et à l'inertie donnée par un stimulus qui ne dure que quelques minutes au plus, jusqu'à quelques jours, et c'est pour cela que nous avons du mal à réaliser concrètement certains passages fondamentaux de la vie. En y réfléchissant bien, les étapes vitales de la croissance se mesurent en délais assez longs, où un seul cours dure au moins quelques mois pour acquérir des compétences spécifiques dans un domaine restreint auquel nous accédons seulement après des années d'étude et de pratique.

Pour exceller, nous avons besoin de partir d'une base générale et aller de plus en plus dans le spécifique, et cela prend beaucoup de temps. Ce n'est pas pour rien que l'école obligatoire dure des années et pas seulement quelques mois. Les gens surévaluent cependant beaucoup ce qu'ils peuvent faire en quelques heures ou quelques jours et sous-estiment beaucoup l'importance donnée par un engagement constant et continu, qui dure des mois et même des années. Beaucoup pensent qu'ils peuvent préparer un examen universitaire en une nuit, ou qu'ils peuvent apprendre en un week-end une discipline compliquée comme la défense personnelle ou la digitopuncture. Et ceux-là mêmes sont ensuite étonnés, si la qualité de leur travail n'atteint pas les objectifs espérés, mais au lieu de trouver une raison de croissance réelle et de se mettre à s'engager pour l'avenir, ils se plaignent d'avoir été trompés ou de ne pas être assez habiles, confirmant ainsi l'impossibilité d'atteindre des objectifs importants. Ce type de mentalité fait que les gens vivent en pensant que l'objectif institutionnel le plus important de leur existence est le diplôme de maturité qu'ils ont été « contraints » à obtenir, tandis que tout autre projet possible les laisse déconcertés par la complexité de l'organisation nécessaire, et, finalement, très peu entament spontanément un projet personnel de succès, encore moins le réalisent.

Pour comprendre cette anxiété et ce problème, cherchons à trouver un bon compromis. Il est difficile de tout établir dans l'ordre d'un projet à long terme de trois ans. Cependant, il y a de nombreux objectifs intermédiaires qui peuvent être atteints quotidiennement et pour lesquels la discipline est nécessaire. Chaque jour sera un bon jour si vous apportez une petite pièce, même apparemment insignifiante, vers l'achèvement de la mosaïque de votre résultat personnel, l'important est que cela soit quelque chose qui vous fasse progresser.

Il est important de comprendre que l'atteinte d'un objectif ne peut pas être réalisée en un seul instant, il faut donc établir des étapes intermédiaires pour mieux visualiser les résultats à court terme et améliorer également l'état d'esprit. L'objectif ne doit pas être vu comme une montagne à escalader d'un seul coup, mais plutôt comme une série d'étapes au cours desquelles nous nous améliorons nous-même, étape par étape, en vue du sommet. En agissant ainsi, nous pourrons mieux gérer le temps intérieur, la perception de la pensée dans la vie et sa qualité dans l'occupation de la journée.

2.4 – Le temps perdu dans la sphère émotionnelle et dans les pensées involontaires

Nous constatons, à travers des exemples purement pratiques, comment le temps nous échappe de manière peu utile. Nous levons souvent les yeux de notre téléphone, tablette ou ordinateur et nous réalisons qu'il est tard, très tard, il peut nous sembler qu'il ne s'était écoulé qu'une minute, alors que nous jetions un coup d'œil à quelques photos sur les réseaux sociaux, et au lieu de nous détendre, nous sommes essoufflés à tenter de poursuivre nos engagements. Nous vivons de plus en plus de temps inerte, souvent passé à nous tourmenter de différentes manières, en imaginant des scénarios passés ou futurs irréels… Ce sont ces heures que nous pouvons utiliser pour une compétence personnelle qui nous gratifie et améliore notre concentration. Il a été estimé que nous passons cinq heures de notre temps quotidien sur des écrans de différents types. Ajoutons à cette quantité de temps perdu, les heures que nous gaspillons à ruminer, à nourrir des rancœurs, des fantasmes impossibles et des univers alternatifs. Nous passons peut-être même six heures par jour, vécus hors de notre conscience et, en contrepartie, nous ne sommes ni reposés ni de meilleure humeur une fois de retour dans la réalité.

Pour devenir vraiment bon dans une discipline, un art ou un métier, il a été estimé qu'il faudrait passer de dix mille à quinze mille heures à pratiquer et à s'améliorer.

Si nous prenions ce quantitatif de temps dépensé de manière non constructive, nous aurions la capacité de devenir des maîtres d'un sujet en quatre ans, parallèlement à notre vie quotidienne, sans retirer une seule minute de repos ou de travail.

Nous avons une « gestion du temps » qui fuit de toutes parts, avec des pertes significatives de temps et d'énergie que nous pourrions utiliser de manière beaucoup plus utile.

Ce n'est donc pas un hasard si nous avons mentionné un axe de temps de trois ans pour la réalisation de quelque chose d'important. Ces trois années sont plus que suffisantes, une fois la mentalité focalisée, pour rendre plus sûr notre parcours intérieur vers un résultat certain.

2.5 – Gérer le temps émotionnel : l'ennui

Tout cela pour l'instant peut vous sembler extrêmement flou et vague, mais dans le prochain chapitre, nous verrons comment capitaliser l'énergie et maîtriser chaque heure afin de donner à l'esprit de moins en moins de place aux pensées négatives et trouver plutôt de meilleures perspectives.

L'ennui est considéré comme un sentiment suspect ou douloureux par les personnes immergées dans la nouvelle culture du « divertissement à tout prix ». De nouveaux problèmes surgissent là où les psychologues commencent à voir des troubles de stress tels que le « FOMO », Fear Of Missing Out, acronyme anglais pour « peur de manquer quelque chose », comprendre ici la peur de manquer un événement. Il est constaté que l'un des pires moments de l'année est la nuit de la Saint-Sylvestre, le Nouvel An, où les gens sont « obligés » de s'amuser et de faire quelque chose de significatif pour le montrer sur les réseaux sociaux. Le calendrier lui-même est devenu un élément de stress supplémentaire car, au lieu de profiter du temps libre offert par les vacances, il faut s'engager dans une activité. Dans ce climat de fausse insouciance, il est beaucoup plus facile de se sentir mal, de passer des minutes innombrables à s'inquiéter, en engageant l'esprit dans des projets futiles mais qui semblent vitaux.

Ce qui devrait être du temps dédié librement à soi-même pour réordonner ou calibrer à nouveau ses pensées, donner la paix à l'esprit, faire des considérations significatives et reprendre son souffle… est finalement occupé soit par des opérations inutiles et par la présence constante des réseaux sociaux, soit par la pensée de devoir s'occuper d'événements dans une optique de partage sur une bannière.

Et pourtant, pour dire quelque chose qui va à l'encontre de la tendance actuelle mais qui est vraie, l'ennui est une chose bonne, utile. La capacité de ne pas s'ennuyer et de passer une heure sans avoir à s'inquiéter devrait être un patrimoine universel à enseigner aux enfants, qui, surtout dans les dernières générations, sont harcelés par une surcharge stimulante qui les rend plus stressés qu'un patient psychiatrique de la première moitié du XXe siècle, selon une étude menée par l'APA. l'American Psychological Association, obligés qu'ils sont de suivre des rythmes effrayants et être constamment en concurrence à l'école, dans le sport ou dans d'autres activités extra scolaires.

Les gens ont peur de s'ennuyer, ils ont peur de l'absence de contenu et de stimuli, car c'est là que les pensées involontaires les attaquent et malheureusement il est facile de recourir à des substituts d'engagements comme les réseaux sociaux. Il y a une différence fondamentale entre ceux qui éprouvent un ennui qui les assaille de manière négative et ceux qui ressentent et apprécient le loisir. Les premiers ont l'esprit obscurci par l'idée de devoir s'engager constamment de manière futile, les seconds ressentent un moment de détente après avoir fatigué leur esprit de manière productive.

Faites cette expérience. Durant deux heures, ou mieux encore pendant tout un après-midi, éloignez-vous de votre téléphone ou de tout écran, ordinateur et télévision inclus. Votre tâche est simplement de sonder vos émotions. Si vous ressentez de l'irritabilité, de la colère, un désir excessif de boire ou de fumer, une pensée insupportablement répétitive, la sensation de ne pas pouvoir rester immobile, de la faim nerveuse, vous aurez la preuve que vous avez encore besoin d'apprendre à être seul avec vous-même. Ce n'est pas un problème insurmontable, ni un défaut de caractère, mais plutôt le résultat d'un parcours où il vous est fait croire que vous ne pouvez pas vivre sans stimuli continus et que vous n'êtes plus capables de vivre sans être connecté à quelque chose via Internet.

Il est évident que c'est un mensonge.

Et évidemment, pendant les heures de cet « ennui », vous pouvez faire tout ce que vous voulez. Vous pouvez vous entraîner à chanter et faire des flexions ou faire rebondir une balle, vous pouvez ouvrir un livre, si vous n'aimez pas l'histoire que vous lisez, vous pouvez en ouvrir un autre, si vous avez vraiment besoin de manger une collation pour passer le temps, vous pouvez utiliser un livre de cuisine pour la préparer vous-même.

2.5.1 - Rendez-vous avec soi-même

Comme exercice, vous pouvez penser à fixer un certain nombre d'heures à passer avec vous-même chaque semaine et à vous sentir à l'aise dans la solitude et la tranquillité d'un ennui oisif. Certains psychologues conseillent de prendre un véritable « rendez-vous » avec soi-même, afin d'aider l'estime de soi et de passer des moments significatifs de qualité, en donnant de la valeur à soi-même plutôt que de se jeter sur les autres pour obtenir de l'intérêt et la suppression de pensées. Quelqu'un qui s'aime soi-même peut aimer les autres et trouver quelqu'un qui lui donne une juste valeur dans la relation. Vous pouvez faire diverses choses seul.

Vous pouvez vous préparer un bain chaud, vous pouvez sortir au parc pour lire ou écouter de la musique, vous pouvez essayer un restaurant où personne ne vous a jamais accompagné et savourer sans distractions ce qui vous est servi, vous pouvez regarder un film au cinéma en profitant de chaque minute du scénario, vous pouvez aller faire du lèche-vitrine en pensant pouvoir vous récompenser vous-même et vos goûts personnels dans le vêtement et l'habitat d'une maison.

Il y a une règle. Vous devez laisser le téléphone à la maison. Vous pouvez écouter de la musique à partir d'autres appareils, vous pouvez utiliser des applications pour bloquer Internet ou les réseaux sociaux. L'important est que, même lorsque vous êtes seul, vous ne tombiez pas sur un dispositif qui vous connecte soudainement à de fausses espérances de divertissement ou d'informations perturbatrices émotionnellement.

En résumé, vous vous reconnectez avec vous-même.

Si vous vous ennuyez, respirez profondément et pensez à ce que vous souhaiteriez faire. Si vous laissez aller votre imagination, vous remarquerez que vous ne voulez pas « scroller » sur des pages virtuelles, perdant votre temps sur un réseau social. Ce besoin de regarder des contenus édulcorés et étudiés est un substitut de la relation sociale et masque plutôt le besoin de se sentir en contact avec quelqu'un. Donc, si dans votre ennui personnel, vous ressentez le besoin de surmonter la solitude, vous pouvez décider si la prochaine période de temps libre à votre disposition sera de nouveau consacrée à vous connaître, ce qui est toujours bénéfique, ou plutôt à vous connecter avec quelqu'un de manière réelle. Un appel téléphonique, une pause-café ensemble, un repas partagé, une promenade dans un parc. Si vous ne connaissez personne, vous pouvez vous inscrire à un cours où vous pourrez améliorer vos compétences à long terme et rencontrer des personnes partageant les mêmes goûts ou intérêts.

Même la solitude est démonisée et ridiculisée. Beaucoup de personnes se contentent de fréquentations futiles avec lesquelles elles nouent des liens, plutôt que de rester seules, avec, pour résultat, de se sentir doublement malheureuses, car seules et incomprises.

Les médias sociaux vous trompent en vous faisant croire que vous avez des centaines d'amis, mais combien d'entre eux ont un rôle significatif dans votre vie ?

Combien de pensées inutiles fabriquons-nous sur des gens que nous connaissons à peine, ou à quel point sommes-nous influencés par les idées et le jugement que nous croyons que les autres ont sur nous ? À quel point ce jugement est-il réaliste ? De combien engageons-nous notre esprit et jusqu'où allons-nous pour plaire aux gens qui ne nous plaisent même pas en réalité ?

Chacune de ces attitudes, en fin de compte, est une alternative à la poursuite sans fin de pensées involontaires alimentées par un cercle sans fin de contenus vidés de toute importance.

Apprenez à vous ennuyer avec plaisir et à apprécier la solitude pour ne plus vous ennuyer et ne plus jamais être seul.

CHAPITRE 3
LA DISCIPLINE AMIE POUR RECONQUÉRIR SON ESPACE MENTAL ET DONNER DE LA VALEUR AU TEMPS

Beaucoup sous-estiment leur capacité à accomplir efficacement une tâche, surtout sans se distraire inutilement ou sans avoir à prendre des pauses injustifiées. Nous sommes en concurrence constante, non seulement d'un point de vue purement réaliste, avec les autres, mais surtout d'un point de vue théorique et imaginaire. Nous nous détendons, prenons le téléphone, ouvrons un réseau social et voilà que nous voyons quelqu'un qui est intéressé par un domaine qui nous est familier et y fait quelque chose ! Évidemment, nous voyons qu'il fait un excellent travail, parfait, une performance meilleure que les autres, sinon il ne l'aurait pas mis en évidence sur les réseaux sociaux… et nous nous sentons moins bien. Cette sensation de compétition, fausse, que nous portons avec nous est dangereuse sous plusieurs aspects. Elle brise notre concentration, notre ambition, crée de fausses perspectives de croissance et des ambitions irréalistes, distord le sens de la collectivité, mais aussi la finalité de certaines actions. Nous avons une vie technologiquement de plus en plus facile que celle des générations précédentes, mais nous ne sommes jamais satisfaits. Ancrer son esprit à une idée et mettre 100 % de ses capacités à disposition d'un effort correct et concret est de plus en plus difficile.

La discipline, dans ce contexte, est un mot qui prend immédiatement des connotations négatives, étant associé aux milieux militaires durs où ceux qui se trompent paient au moyen de sanctions et de punitions.

La discipline, dans son sens le plus large, est un terme qui désigne l'ensemble des règles et leur application dans un certain domaine, tandis que dans son acception qui en fait le synonyme de « rigueur », elle indique la capacité à dominer les instincts pour poursuivre un but organisé.

La culture infantilisante cultivée depuis la Seconde Guerre mondiale avec les « boomers » qui ont grandi dans l'illusion de la société de consommation, qui devaient consommer de manière excessive et échapper au bon sens humain pour se comporter toujours comme des enfants. L'idée que ce qui est sain est ennuyeux, peu attrayant, qu'il vaut mieux rester éveillé tard et perdre son temps dans des actions qui apportent un soulagement temporaire, par exemple en évitant de prendre soin de son corps, mais qui, à long terme deviennent dévastatrices, toujours en utilisant l'exemple précédent avec l'apparition de troubles et de pathologies évitables. La vie « comme des enfants » n'est pas possible pour de nombreuses raisons évidentes et logiques, mais le seul promoteur de son propre bonheur est le sujet qui doit choisir si cela vaut la peine de ressentir un plaisir temporaire ou un plaisir à long terme. La discipline est l'ennemie de la culture qui nous veut malades, trop minces ou trop gras, engourdis, remplis de doutes et d'insatisfactions à combler avec un produit, et donc… elle est notre alliée dans la lutte contre les pensées malheureuses qui nous font perdre des heures de notre vie.

La satisfaction que nous obtenons en prenant en main les rênes de notre vie est nettement supérieure à celle d'avoir regardé un écran jusqu'à s'écrouler dans un sommeil agité et qui n'apporte aucun repos.

C'est pourquoi, maintenant que nous avons éclairci la nature bienveillante et accessible à tous de ce mot, nous devrions considérer de mettre de l'ordre et un peu de discipline dans notre quotidien en nous imposant une amélioration constante.

3.1 – La discipline du rythme naturel

Partons immédiatement dans la clarification d'un point. Nous ne pouvons pas créer une « routine quotidienne de la pensée » où nous aurions une liste précise de « ce que je peux penser à 8:00 » ou similaire. En général, nos engagements quotidiens et nos horaires sont définis par trois facteurs fondamentaux :

- travail ou étude,
- vie sociale, sentimentale et familiale,
- besoins de se nourrir ou de se reposer.

Nous nous alignons sur ces besoins externes pour définir nos habitudes, mais tout cela ne tient pas compte d'un des facteurs les plus simples et qui peut jeter une ombre de confusion dans notre esprit. Nous sommes des primates, appartenant à la planète en tant qu'entités biologiques alignées sur des besoins créés au cours de millions d'années d'évolution. Le rythme principal que nous devons observer est le « rythme circadien », c'est-à-dire notre capacité naturelle de nous réveiller avec la lumière et de nous endormir avec l'obscurité. Il fait tristement remarquer que les troubles du sommeil, de l'humeur, mais aussi de nature neurologique et même cardiovasculaire augmentent considérablement chez ceux qui doivent abandonner ce rythme. Nous pouvons penser à des raisons de travail, des décalages horaires fréquents lors de voyages de longue distance, ou même à ceux qui souffrent d'insomnie, ce qui entraîne des troubles associés à la privation de sommeil pendant les heures nocturnes, qui aggravent l'insomnie elle-même dans un cercle vicieux très dangereux pour la santé mentale et physique. En outre, la plupart des pensées négatives les plus obsessionnelles, anxiogènes et dépressives surviennent lorsque nous remplaçons le repos par une « sur-réflexion », une surabondance de pensée. L'horreur de se sentir « vieux et seul » pousse les gens à des comportements ridicules dans lesquels ils gaspillent leur temps et leur argent, ainsi que leur santé, dans le but de vivre la « vida loca », une vie « déjantée » ou de soulager toutes les frustrations accumulées lors d'une soirée de folie, qui nécessitera beaucoup de temps pour être absorbée… Jusqu'au week-end suivant où ils répéteront le même schéma autodestructeur ! La société de consommation, comme par hasard, préfère une vie sociale nocturne et idéalise, rester debout tard comme étant un facteur caractéristique des personnes brillantes, euphoriques, jeunes, aux esprits artistiques et réussis.

Rien n'est plus éloigné de la vérité.

Très peu d'écrivains restaient éveillés tard dans la nuit pour écrire, très peu de grands hommes et de femmes à succès ont gaspillé leur sommeil et leur sobriété, alors que 99 % de ceux qui ont obtenu de grands résultats avaient une routine quotidienne où ils se levaient tôt et allaient se coucher tôt.

Les scientifiques du monde entier ont étudié certains des facteurs qui rendent les gens heureux et après des décennies d'enquêtes et d'expériences, ils ont réussi à conclure qu'il n'y a pas de chiffre, de relation, d'âge, de philosophie ou de religion qui puissent faire plus qu'un bon cycle de sommeil, car la mélatonine et la sérotonine nécessaires pour ressentir de bonnes émotions dépendent de la capacité de se reposer en suivant le rythme naturel de la planète.

Ainsi, pour aspirer à pleinement gouverner son esprit et orienter ses pensées avec lucidité, il faut être frais et reposé. Prenez l'habitude de laisser votre téléphone dans une pièce différente de celle où vous dormez en mode déconnecté, mode avion sur la plupart des modèles, évitez tous les types de lumières et d'écrans dans la zone de votre lit, à l'exception d'une veilleuse permettant la lecture d'un livre, utilisez une montre avec fonction de réveil, elle ne coûte que quelques euros, pour vous lever le lendemain à un horaire qui peut aller de 6h00 à 6h30 du matin. Voyons plus tard comment faire face aux pensées et aux tensions nocturnes et comment apprendre à aller se coucher tôt. Pour l'instant, intégrons l'idée de devoir garantir à notre corps et à notre esprit une des choses les plus essentielles et naturelles pour la survie, le repos.

3.1.1 – La journée parfaite de repos commence tôt

Pour beaucoup, passer une belle journée de repos signifie désactiver l'alarme, se lever tard, manger quelque chose de peu sain, boire un ou plusieurs verres, excéder dans quelques distractions peu saines, se reposer et aller se coucher tard. La société de consommation propose de différentes manières ce modèle comme « amusant », mais si nous regardons qui utilise un tel schéma, par exemple le Homer Simpson des dessins animés, c'est un exemple clair de personne dangereuse pour soi-même et pour les autres, avec une série de problèmes qui se nourrissent également de ce type de routine. La journée de repos décrite jusqu'à présent est un cocktail parfait d'actions qui entraîneront passer le lendemain groggy, ralenti, nauséeux, avec des maux de tête et de mauvaise humeur, ce qui peut rendre nécessaire une autre journée de repos juste pour se remettre… Ce qui est impossible si le lendemain il faut se présenter au travail ou étudier. La qualité des pensées, à ce stade, « dégringole » totalement.

Reprendre possession de son temps libre et faire quelque chose de vraiment significatif pour soi-même est très important pour la santé mentale et pour nous permettre de contrôler nos pensées.

La journée parfaite de repos, selon les Japonais, commence la veille, le soir plus précisément, alors qu'ils utilisent une demi-heure pour préparer le petit-déjeuner et le déjeuner du lendemain, afin de se lever avec un petit cadeau offert à soi-même.

La sonnerie devrait être mise non pas après mais avant, au moins une demi-heure, afin d'avoir plus de temps pour se reposer en étant éveillé durant la journée et profiter de cette oisiveté créative. Si vous voulez utiliser la journée pour faire une sortie ou une excursion, ce temps supplémentaire vous permettra d'atteindre l'endroit en avance par rapport aux autres personnes et de partir plus tôt sans perdre de temps supplémentaire dans les embouteillages ou les transports en commun.

Manger avec plaisir, lors de ces jours de repos, devrait signifier satisfaire le palais et non remplir excessivement l'estomac pour ensuite se sentir mal. Il y a une connexion directe entre les mauvaises habitudes alimentaires et les pensées obsessionnelles et auto-punitives.

En général, prendre ces précautions pour la journée de repos permet de la vivre, non pas comme un moment d'excès qui perturbe le fonctionnement de l'esprit, mais comme une journée réellement dédiée à soi-même. Se réveiller tôt incite également à dormir plus tôt, de manière à pouvoir se coucher sans problème plus tôt et profiter d'un sommeil supérieur en vue du retour au travail le lendemain, tout en ayant passé une journée bien remplie, grâce à cette heure supplémentaire gagnée sans efforts excessifs.

3.2 – Routine quotidienne pour l'amélioration

La raison pour laquelle une pensée obsessionnelle s'installe est qu'elle trouve des conditions appropriées pour s'enraciner comme une graine d'une plante envahissante. Les conditions mentales dans lesquelles elle s'enracine ne doivent pas nécessairement être désespérées, mais il est clair qu'un esprit clair ne fournit pas un bon terrain pour sa prolifération. La routine quotidienne pour l'amélioration de la santé mentale consiste à prendre soin de notre système psychophysique en développant de manière saine les molécules de la satisfaction et du plaisir. Dopamine, sérotonine, ocytocine et endorphine. Pour les avoir tous, nous devons atteindre certains objectifs intermédiaires de la journée. Avoir de bonnes habitudes favorise la présence de ces substances que le corps produit naturellement lorsqu'il se trouve dans des conditions d'amélioration et, en même temps, prépare l'esprit à l'utilisation de pensées volontaires et concentrées, en diminuant le nombre de pensées circulaires et en favorisant la pensée latérale utile pour observer une activité sous l'angle de la solution et non du problème duquel se plaindre. Tout cela commence en se levant plus ou moins autour de l'aube comme nous l'avons dit auparavant.

Il y a une autre bonne nouvelle à propos de l'habitude de se réveiller tôt. Non seulement, cela aide le corps et l'esprit à s'aligner sur un rythme naturel et favorise la santé, mais cela permet également de gagner du temps pour se consacrer à des « rituels » du matin et d'avoir des minutes supplémentaires pour se préparer à la journée sans que celle-ci nous tombe dessus comme une avalanche de tâches.

3.2.1 – Les premiers gestes dès que vous vous réveillez

L'alarme a sonné et vous pouvez l'éteindre. Un truc pour ne pas rester à traîner au lit et risquer de se rendormir, avec le risque de devoir courir pour ne pas être en retard aux rendez-vous du matin, est de ne pas mettre l'alarme sur la table de nuit mais au pied du lit. Une fois sorti des couvertures, il est important de reprendre immédiatement contact avec le corps et le besoin physiologique fondamental est celui d'apporter de l'oxygène. Faire quelques respirations profondes, puis, sans attendre encore longtemps, poser un pied hors du lit et commencer la journée avec un mot.

« Merci ».

Remerciez la journée que vous allez vivre, car, quoi qu'il arrive, elle vous apportera des possibilités d'apprendre ou de vous améliorer. Remerciez-vous pour la possibilité de vivre une belle journée. Passez en revue toutes les choses agréables que vous pouvez expérimenter et qui sont à portée de main. Ensuite, passez en revue votre corps. Sentez vos membres, essayez de sentir s'il y a quelque chose qui est encore engourdi ou s'il y a une douleur ou une gêne à prendre en compte afin de ne pas bouger et de vous causer de la douleur. Avec une profonde respiration, mettez vos mains vers les pointes des pieds, peu importe de toucher le sol avec les paumes et les genoux droits, l'important est de commencer à se détendre. Vous pouvez commencer à faire quelques petits gestes pour réchauffer les articulations et les sortir de l'engourdissement, tourner lentement la tête, secouer les mains, plier les genoux.

Buvez un verre d'eau avec quelques gouttes de jus de citron, de préférence tiède. C'est un excellent moyen de réveiller le métabolisme, de stimuler l'estomac et d'hydrater le corps après le sommeil. Évitez de manger immédiatement ou de boire immédiatement du café, laissez d'abord le corps retrouver de la chaleur et de la souplesse avant de le charger de nutriments.

Puis, vous pouvez prendre des notes sur vos rêves et sur les émotions avec lesquelles vous vous êtes réveillé afin de comprendre s'il y a quelque chose qui vous préoccupe et que vous pouvez gérer plus tard.

Les intuitions de la nuit et du réveil peuvent être utiles pour vos plans à long terme, il s'agit d'une partie de votre conscience avec laquelle vous êtes en contact pendant peu de temps dans la journée.

Continuez votre routine, en prenant soin de votre corps. Si vous n'avez pas prévu de vous entraîner durant la journée, cela peut être un bon moment pour faire des étirements ou un entraînement léger, afin de commencer avec une décharge de molécules de bonne humeur.

Prenez soin de votre hygiène, aérez votre chambre et remerciez encore votre corps pour vous soutenir et vous donner la possibilité de faire face à votre journée et à votre vie en général.

Dans un célèbre discours des plus inspirants de l'amiral William H. McRaven, l'homme explique l'importance de refaire son lit le matin et pourquoi cette simple tâche fait partie des devoirs de la recrue de l'armée, afin de commencer la journée avec discipline.

Refaire son lit est un premier geste symbolique d'ordre, un ordre physique tout comme mental, c'est une allégorie de la volonté avec laquelle nous dominons notre temps et notre espace, et donc il est beaucoup plus puissant que ce que nous pouvons imaginer.

En outre, commencer le reste de la journée avec une tâche déjà accomplie avant d'avoir effectué toute autre tâche de la journée, allège le sentiment d'oppression que certains ressentent dans le « devoir » de faire quelque chose, et comprennent plutôt qu'ils « peuvent » faire quelque chose et que cela leur est bénéfique ainsi qu'aux autres.

Sur le plan psychologique, créer de l'ordre dans la chambre dès le réveil permet également de comprendre que nous pouvons fragmenter d'autres tâches plus complexes et exigeantes en mesures plus petites de quelques minutes, tout comme tirer et ranger des draps, des couvertures et un oreiller.

3.2.2 – Méditation et réflexion sur la journée à venir

Une fois que quelques minutes depuis le réveil sont passées, vous avez déjà accompli des gestes importants et bénéfiques. Continuer à ignorer le téléphone ou d'autres écrans et prenez le temps de comprendre ce qui est important à faire aujourd'hui.

Vous pouvez méditer durant dix ou quinze minutes. Beaucoup de livres de développement personnel parlent de la méditation, nous verrons en détail dans le cinquième chapitre comment faire un parcours méditatif bien structuré, pour l'instant ne vous inquiétez pas de tenter de faire des techniques élaborées, mais méditez simplement sur votre respiration.

Asseyez-vous confortablement, les épaules et le dos droits mais pas tendus, les mains confortables sur votre giron, si possible asseyez-vous les jambes croisées en tailleur, ou bien sur une chaise, la tête vers le haut et le menton vers le bas comme si vous teniez une balle contre la poitrine, la langue effleurant le palais derrière les incisives supérieures, la respiration allant des narines à l'abdomen. Ne vous accrochez à aucune pensée qui surgit spontanément, laissez-la passer comme s'il s'agissait d'un objet dans un fleuve. Laissez les mots que votre esprit pense entendre glisser vers la périphérie de votre conscience. Vous pouvez essayer de méditer jusqu'à cinq minutes le premier jour, puis passer à six le jour suivant et ainsi de suite, jusqu'à ce que vous arriviez à un quart d'heure.

Maintenant que vous avez l'esprit pacifié, il est temps de voir clairement la journée qui s'ouvre devant vous.

Réfléchissez à vos engagements, à vos rendez-vous, à vos délais et pensez à la manière de tout faire de la meilleure manière possible. Il ne s'agit pas seulement de relire l'agenda, mais de promouvoir une idée de réussite à portée de votre main. Avec l'esprit frais, visualisez-vous souriant et heureux d'avoir accompli chacune de ces tâches et satisfait des résultats obtenus.

Visualisez une petite anicroche, un problème secondaire, mais avec une réponse. Visualisez-vous également vous-même, résolvant le problème avec le sourire, sans vous énerver, sans colère ni tristesse, et portez cet esprit et cette conscience tout au long de votre journée.

Visualisez également votre objectif à long terme et essayez de comprendre ce que vous pouvez faire aujourd'hui pour faire avancer votre projet, à quel moment vous pouvez mieux vous consacrer à une étape intermédiaire et comment en obtenir un sentiment de bien-être pour le bénéfice que vous semez pour vous-même, pour votre avenir.

Écrivez tout et notez les changements positifs que vous ressentez déjà, puis relisez le soir avant de vous endormir ce que vous avez écrit, si vous le souhaitez, ajoutez d'autres éléments positifs de votre journée avant d'éteindre la lumière.

Il n'est toujours pas le temps de toucher à votre téléphone pour vérifier les messages ou les notifications, votre priorité est votre santé psychophysique !

3.2.3 – Autres rituels préparatoires du matin

Quand vous vous préparez, vous pouvez utiliser une visualisation dans laquelle, pendant que vous faites votre toilette sur chaque partie du corps, pendant que vous brossez les dents, pendant que vous vous coiffez et mettez de la crème déodorante ou un hydratant, vous vous remerciez vous-même pour les soins que vous apportez à votre personne et enlevez toutes les scories, toutes les impuretés mentales, toutes les pensées négatives, tous les problèmes émotionnels. Marquez chaque geste avec le mot « merci » et avec une respiration consciente pour chaque mouvement.

De la même manière, pendant que vous vous habillez, vous pouvez visualiser chaque vêtement comme une partie de votre « armure » de protection. Chacun des gestes avec lesquels vous mettez vos vêtements sur vous, vous protège des pensées obsessionnelles, des émotions négatives, des poisons mentaux.

Lorsque vous vous regardez dans le miroir, vous pouvez utiliser la technique inventée par la très sage Louise Hay, pour vous regarder dans les yeux à travers votre reflet et vous parler avec affection. Respirez profondément en vous regardant et dites à haute voix « tu es une personne merveilleuse », « tu es plein d'énergie », « tu maîtrises ton esprit », « tu mérites une belle journée », « tu atteindras ton objectif ».

Puis, vous pouvez structurer une phrase de motivation adaptée à une occasion particulière, en vue de tout effort spécifique qui vous attend. La fonction de se regarder dans le miroir crée une perception différente, un « point de vue alternatif » que vous orchestrez et dirigez consciemment à votre avantage.

Ensuite, rappelez-vous un moment où cette même figure, la vôtre, a souri car elle a obtenu un résultat, un moment quelconque de la vie où vous avez pris plaisir à faire et accomplir quelque chose. Ce soir, vous aurez une autre occasion de vous réjouir de votre travail et d'être satisfait de vous-même.

Souriez et riez, entraînez-vous à le faire, car le sourire a un pouvoir spécial. Le cerveau est une machine prodigieuse, nous l'avons déjà dit, mais il peut être induit à croire qu'il existe une raison de sourire, et donc d'être heureux. Lorsque quelque chose nous plaît, certaines zones du cortex préfrontal et du cervelet sont activées pour diriger le système parasympathique, en particulier dans le circuit ventro-vagal, pour manifester notre satisfaction. C'est l'un des éléments évolutifs de notre système de communication lié au développement de notre néocortex. La chose fantastique est que ce parcours fonctionne également dans le sens inverse. Lorsque nous sourions, les zones de bien-être de notre cerveau sont activées et l'esprit va se convaincre qu'il y a de quoi être heureux, en libérant de la dopamine et de la sérotonine.

Lorsque vous prenez votre petit déjeuner, mâchez chaque bouchée avec soin et imaginez que chaque morceau devient une étincelle ou une flamme pour soutenir votre journée.

Buvez, hydratez-vous soigneusement, car c'est l'un des moyens dont vous soutenez votre physique et le bon fonctionnement des organes. Moins de désagréments ressentis pendant la journée sont moins de possibilités d'être distrait et de ressentir des sensations négatives involontaires.

Maintenant que vous vous êtes occupé de ces nombreuses activités, vous pouvez - enfin - voir s'il y a des notifications sur votre téléphone, mais limitez tout de même le temps que vous passez devant l'écran à une poignée de minutes, au maximum cinq, car il y aura certainement une occasion plus tard de répondre à tous ces messages.

Votre routine de début de journée a peut-être pris une heure, voire deux heures, mais comme vous l'avez remarqué, il y a très peu de place pour des pensées involontaires négatives et même si elles devaient survenir, vous commencez à voir les antidotes aux principaux poisons mentaux, avec des gestes simples et faciles à répéter au cours de la journée.

3.3 – La concentration tout au long de la journée

Une des choses les plus frustrantes que nous pouvons expérimenter au cours de cette formation, ainsi que de s'entendre dire « ne t'en fais pas » lorsque nous avons une pensée obsessionnelle, c'est de se dire « Concentre-toi ! », exactement comme si cet ordre était un mot magique permettant de donner un ordre à des idées et d'exécuter une tâche.

« Concentre-toi ! », disent aux enfants les enseignants d'instruments de musique, les entraîneurs sportifs, les professeurs, mais souvent eux-mêmes ne savent pas précisément de quoi ils parlent. La vérité est que la concentration est un terrain mystérieux, y compris pour de nombreux neuroscientifiques.

En réalité, jusqu'à il y a très peu d'années, il était pensé que le cerveau « concentré » dirigeait toute son énergie dans un énorme déploiement de forces, utilisant au maximum toute la matière cérébrale. En conséquence, si nous pouvions utiliser un outil capable de lire et de cartographier l'activité nerveuse d'une personne occupée à faire un travail hautement spécialisé, nous pourrions voir une sorte de « tempête énergétique » le long de tous les replis du cortex… mais ce n'est pas le cas !

Une série d'expériences menées par différents scientifiques dirigées par Siyuan Lui et terminées en 2012, au cours desquelles un appareil de résonance magnétique a été appliqué à certains artistes, démentent également le mythe selon lequel « l'homme n'utilise qu'un dixième de son cerveau, les génies en utilisent des pourcentages plus élevés ». Le génie à l'œuvre, la personne parfaitement concentrée sur son travail, n'utilise qu'une fraction infinitésimale de son cerveau, pour concentrer toute son attention sur un seul objectif.

Dans la nature, un exemple évident est la libellule, qui a un cerveau beaucoup plus petit que celui du lion, par exemple. Lorsque nous voyons un lion, nous le percevons comme un chasseur intrépide, avec un taux de réussite dans la capture de sa proie estimé à environ 30 % par rapport au nombre total d'embuscades et d'attaques qu'il peut mener. La libellule, en revanche, capture plus de 90 % des proies sur lesquelles elle dirige ses yeux, et cela est dû précisément à son système nerveux qui conditionne totalement son corps vers son objectif. Avec l'évolution des mammifères, nous avons développé un cerveau de plus en plus complexe, mais cette complexité a rendu la concentration plus difficile. Et pourtant, nous avons tous expérimenté des épisodes de concentration où si quelqu'un nous avait demandé soudainement « Où habitez-vous ? », nous aurions pu avoir sur l'instant du mal à retracer le chemin vers la maison, car notre esprit était concentré sur un seul point. Les chirurgiens le savent bien, ceux qui « deviennent » un tout avec leur geste précis, les artisans le savent aussi, qui passent la journée à « être » ce bois, ce métal, cette argile ou ce papier à modeler, pour devenir ce qui est clair et qui existe dans leur image mentale. C'est aussi vrai pour un joueur de football, dont le métier est éloigné des milieux intellectuels, qui entre sur le terrain et doit marquer des buts et éviter que l'équipe adverse ne le fasse à son tour, ne peut absolument pas se perdre dans des incertitudes, dans un but un peu « flou », dans l'évaluation d'une expression peut-être peu gentille dite par un ami, d'une publication sur Facebook de quelqu'un, de ce lien à cliquer…

L'esprit concentré ne disperse pas ses énergies, mais agit comme la libellule qui ne voit que l'objectif et trace la ligne la plus directe pour diriger tous les efforts dans cette direction.

Ce mécanisme peut être acquis par n'importe qui, mais attention, il y a des facteurs naturels de distraction.

Un autre facteur de distraction est l'âge. L'esprit malléable d'un enfant est peu enclin à se concentrer sur un seul sujet pendant des heures, raison pour laquelle le modèle scolaire auquel nous sommes habitués n'a pas stimulé une vision correcte de la concentration et des outils pour l'atteindre, parce que rester assis pendant quatre à cinq heures d'affilée ne peut pas être considéré comme une incitation à diriger les efforts mentaux, surtout pendant l'enfance et l'adolescence où la concentration peut être maintenue pendant vingt à trente minutes d'affilée au maximum. Imaginez devoir effacer tout ce que vous savez sur la concentration et de recommencer à zéro grâce aux découvertes de l'équipe de Siyuan Lui.

Par ailleurs, la concentration est liée physiologiquement à un état psycho-physique que vous pouvez retrouver en oxygénant le corps et l'esprit avec la respiration de la méditation. Il est impossible de se concentrer lorsque nous sommes mal à l'aise, que nous ressentions de la douleur ou de l'inconfort, lorsqu'il y a constamment une source de distraction à côté de nous. C'est pourquoi nous devons faire de notre mieux pour créer un environnement, interne et externe, dans lequel reproduire les meilleures conditions pour l'effort qui nous attend. Attention cependant, car il ne faut pas non plus prendre exemple sur la recherche d'un lieu « parfait » pour éviter de commencer une activité, sinon nous finissons par procrastiner en continu, en apportant des ajustements avec lesquels passer la journée entière à optimiser le poste de travail ou d'étude… sans travailler ou étudier.

Prenez au maximum quinze minutes pour votre préparation en utilisant au mieux ce que vous avez à disposition. Si vous avez froid, couvrez-vous, si vous avez chaud, évitez le soleil. La température d'une pièce ne peut pas être une excuse pour éviter de faire votre devoir, et vous ne pouvez pas non plus penser de pouvoir vous étonner si… l'été, il fait chaud et l'hiver, il fait froid !

L'esprit fonctionne de la même façon.

Une fois l'ordre nécessaire créé, évitons de nous distraire, respirons correctement, programmons une pause éventuelle.

3.4 – Le « système des demi-heures » et la concentration

Nous pouvons dire que, surtout pour les enfants et les adolescents, la période de temps utile pour se concentrer sur quelque chose est d'environ une demi-heure. Si vous n'effectuez pas un travail nécessitant un effort continu, ce qui, en général, canalise les énergies de manière obligatoire pour ne pas s'interrompre, les adultes devraient également envisager l'idée de diviser leur journée productive en unités de trente minutes, à partir du moment où ils se réveillent jusqu'à celui où ils vont se coucher. La journée, divisée de cette manière, offre trente à trente-et-une unités à remplir. C'est plus que suffisant pour accomplir une quantité énorme de tâches. Il est à noter que maintenant, presque aucun travail ne propose de faire une seule et même chose pendant tout ce temps, nous pouvons fragmenter n'importe quelle activité de manière à avoir une phase de préparation, des engagements prioritaires, des engagements secondaires, des activités de coordination et de communication, dans lesquelles il est peut-être nécessaire de faire une série de coups de téléphone et d'écrire quelques e-mails. À cela peut s'ajouter le contrôle général de ce qui a été fait et la préparation de l'ordre du jour pour le lendemain ou la semaine suivante. D'autres activités telles que cultiver un passe-temps, s'entraîner, jouer d'un instrument de musique, prendre soin de la maison, cuisiner, faire le ménage, effectuer des travaux d'entretien, faire les courses ou maintenir un contact avec quelqu'un, seraient difficiles à gérer si nous les considérions comme des engagements totaux qui capitalisent chaque moment libre en plus du travail et des études. Pour chaque chose, nous pouvons consacrer une, deux ou trois unités de temps de trente minutes, entrecoupées d'une petite pause.

L'émergence de la pensée spontanée est souvent le résultat de l'horreur du vide, de l'ennui, c'est pourquoi l'idée d'avoir planifié même l'espace pour « s'ennuyer », respirer et se détendre décourage l'émergence d'activités involontaires qui épuisent toujours l'esprit.

Vous pouvez vous faciliter la tâche en utilisant un agenda ou un panneau sur lequel écrire, pour chaque unité de trente minutes, une activité. Remplissez tout, ne laissez pas d'espaces vides, si vous ne savez pas quoi mettre, écrivez « temps de réserve » où vous pourrez faire quelque chose de bien pour le travail, comme vous mettre en avant avec certaines activités, pour vos études, par exemple la révision des notes de la veille, pour la maison ou pour quelqu'un qui vous est cher.

En gardant en tête les autres enseignements sur la gestion du temps juste après le réveil, nous pouvons planifier une journée de cette façon :

6h00 - Routine de réveil

6h30 : méditation et visualisation / 7h00 : remerciement et préparation / 7h30 : entraînement et petit déjeuner / 8h00 : préparation pour sortir ou pour l'environnement / 8h30 : début du travail ou des études / 9h00 : contrôle de l'ordre du jour / 9h30 : priorités de la journée / 10h00 : activités de la journée / 10h30 : pause, collation / 11h00 : travail ou étude / 11h30 : mise à jour de la situation / 12h00 : fin des activités du matin / 12h30 : pause déjeuner / 13h00 : fin de la pause déjeuner / 13h30 : reprise des tâches / 14h00 : vérification des tâches, passage éventuel aux tâches secondaires / 14h30 : optimisation des tâches de la journée / 15h00 : travail de contrôle / 15h30 : communications et interactions / 16h00 : finalisation des tâches de la journée / 16h30 : vérification avec des collègues éventuels ou révision globale / 17h00 : préparation de l'ordre du jour suivant / 17h30 : fin du travail, début des activités personnelles / 18h00 : courses ou tâches diverses / 18h30 : entraînement / 19h00 : douche et détente / 19h30 : cuisine / 20h00 : dîner / 20h30 : vaisselle et lessive / 21h00 : moment de détente / 21h30 : lecture / 22h00 : méditation et sommeil.

Ceci n'est qu'une indication possible, à embellir graphiquement selon votre goût personnel et où vous pouvez ajouter tout ce que vous considérez comme étant nécessaire.

3.4.1 – Deux minutes pour tout faire

Il y a de nombreuses tâches, même très simples, que nous remettons constamment à plus tard et qui deviennent alors la source d'une pensée obsessionnelle. Vous connaissez sûrement quelqu'un, ou peut-être vous-même, qui dit constamment qu'il doit étudier, ou qu'il doit faire quelque chose, mais au lieu de conclure l'opération et de se calmer, il procrastine à l'infini avec pour résultat de se démotiver. Ceci va renforcer l'idée de ne pas être capable de faire ce geste simple et d'accumuler des actions à terminer, ce qui aggrave la qualité de son résultat et de son environnement intérieur. Cependant, la plupart des travaux peuvent être effectués en quelques minutes.

La « règle des deux minutes » proposée par James Clear, ne s'applique pas simplement en tenant un chronomètre à la main, mais en associant une meilleure gestion de ses ressources émotionnelles à la gestion du temps. Par exemple, si vous voulez adopter une bonne habitude alimentaire, il faut acheter des aliments sains, mettre en évidence ceux qui vous plaisent le plus et cacher visuellement ce qui n'est pas sain. De la même manière, pour faire des tâches que vous aimez moins, vous devez les rendre « appétissantes » en récompensant leur conclusion. Au lieu de penser à étudier un livre de trois cents pages, essayez d'étudier deux pages à la fois, en faisant de petits pas, dans ce cas, cent cinquante pas. Ceci correspond à la quantité que vous faites pour sortir de chez vous et jeter la poubelle, par exemple.

Tout doit être optimisé pour entrer dans une durée minimale, compacte, en identifiant la façon de surmonter de l'obstacle, tout en libérant de la dopamine pour cette raison. Un courriel de travail qui soit « pénible », un appel téléphonique peu agréable au bureau, la compilation d'un rapport… tout cela prend vraiment deux minutes et nous pouvons donc les éliminer facilement immédiatement, sans attendre. Nous remettons à plus tard parce que nous ne nous sentons pas capable de faire tout.

Mais, personne… ne vous a dit que vous devez faire tout en même temps. Une fois la barrière de la première minute franchie, étant entré dans une activité « désagréable », elle cesse d'être un problème à résoudre et tout est déjà à mi-chemin de sa conclusion.

3.5 – Le « chunking » pour la gestion du temps

La Programmation Neuro Linguistique, PNL, est une branche des études en psychologie appliquée, fondée par Richard Bandler. Cette technique cherche à simplifier de nombreuses approches plus complexes des disciplines des études de l'esprit et du cerveau, afin de pouvoir créer un parcours personnalisable et facile à appliquer même pour ceux qui n'ont pas de formation préalable ni d'études en neurosciences ou en psychanalyse.

Sa base linguistique suppose que nous pensons et nous comportons d'une certaine manière, car nous avons un dialogue extérieur qui représente également notre dialogue intérieur. Cela signifie que la façon dont nous attribuons des significations symboliques à travers des mots et / ou des images à des événements, des objets ou des personnes, influence notre esprit, notre humeur et la qualité de nos performances.

Ainsi, nous pouvons travailler rapidement et directement pour modifier les significations internes, comme si elles étaient les leviers de notre conscience et programmer un langage interne réussi, qui dépasse le modèle de base qui ne nous satisfait pas. C'est une discipline vraiment intéressante dont nous verrons quelques exercices plus tard.

Pour l'instant, nous l'utiliserons pour décortiquer un concept qui crée facilement des pensées involontaires et de la procrastination et que nous avons effleuré dans la méthode des deux minutes il y a peu.

Imaginons que nous devions construire une maison. Il faut commencer maintenant. Tout de suite. À une telle perspective, l'esprit tombe dans la panique en pensant à la maison finie, sans besoin de retouches ou de finitions, déjà prête à habiter. Ce phénomène, largement étudié en psychologie et en sociologie, est celui qui fait « se rendre » l'esprit humain et jeter l'éponge. Les généraux le savent, ceux qui dirigent des armées dont le moral doit être maintenu élevé, non seulement pour supporter l'effort, mais pour ne pas considérer l'option de la reddition. Les médecins aussi le savent, combien il est important de ne pas se considérer vaincu avant le diagnostic. La prétention d'avoir un produit fini complexe sans perspective d'étapes intermédiaires empêche de croire que nous pouvons y arriver. Cependant, si nous réduisons la maison en question en une série de facteurs décomposables et qui puissent s'assembler, dont chaque geste a son temps et son coût, tout cela devient plus facile à affronter.

Le « chunking » est une opération dans laquelle nous prenons un objet quelconque, que ce soit un élément physique ou un travail à effectuer, et nous le regardons sous un autre angle. La maison, par exemple, peut être observée avec le « chunking up », dans lequel nous utilisons des catégories d'ensembles sur des ordres plus importants. Puis, entrer dans l'ensemble des « bâtiments habitables », maisons individuelles, appartements, maisons de campagne, des « bâtiments génériques » ensembles avec les écoles, les casernes, les immeubles, des « ouvrages « avec des ponts, des routes, des tours, des aéroports et ainsi de suite... Ou bien, nous pouvons regarder la maison avec le « chunking down », dans lequel nous examinons les détails des éléments constitutifs de l'objet. Nous pouvons y trouver l'ensemble des systèmes, électriques, hydriques, égouts, des structures, colonnes, murs, sols, plafonds, des espaces à vivre, cuisine, salle de bains, chambre, couloir, salon, escaliers, etc.

L'application de cette façon de penser à tout problème nous montre que chaque chose décomposée n'est plus un problème. Une tâche à accomplir, quelle qu'elle soit, est la somme d'opérations mineures et fait partie d'une réalisation plus grande. C'est un excellent moyen de prendre le contrôle de ses pensées, car lorsque nous nous concentrons uniquement sur un aspect de l'objet en question, l'esprit se fige sur le « problème hypothétique » et ne trouve plus le moyen de terminer sa tâche.

Chaque obstacle est surmontable si nous savons quelle est la prochaine étape à faire. Toute chose, même la plus simple, est impossible si nous ne pensons qu'au résultat déjà complet.

En conclusion, la gestion du temps est une ressource fondamentale pour éliminer les pensées involontaires obsessionnelles et circulaires, et vous disposez maintenant d'un grand nombre d'outils pour construire votre routine de bonheur.

3.6 – La discipline à travers une liste

Il y a plusieurs types de mécanismes qui produisent de la dopamine dans le corps. Nous avons déjà dit que les réseaux sociaux trompent le cerveau en lui faisant croire qu'il a obtenu un résultat avec des interactions virtuelles, mais nous pouvons utiliser cette dynamique à notre avantage. Pour cela, nous avons besoin d'un élément écrit, une liste.

Vous pouvez utiliser un tableau ou une ardoise et des craies colorées, ou marqueurs effaçables, si c'est un tableau en plastique, ou une affiche et des crayons.

Écrivez tout ce que vous pensez devoir faire demain. Analysez chaque élément, que nous avons décrit dans ce chapitre, des exercices physiques au fait de refaire le lit, de la méditation jusqu'à votre hygiène. Mettez tout ce dont vous avez besoin, dans cette journée spécifique, que ce soit une tâche banale telle que faire les courses, nettoyer en profondeur un certain espace, changer les draps, ou quelque chose de plus personnel comme maintenir des contacts avec un ami ou réserver un billet pour un événement auquel vous tenez. Incluez ces éléments extraordinaires dans votre routine quotidienne.

Découpez les éléments « fixes » de votre routine, ceux que vous ne pouvez pas vous permettre de ne pas exécuter chaque jour, de ceux spéciaux, peut-être en utilisant une couleur différente. Si possible, mettez tous les événements dans un ordre chronologique, mais vous pouvez également utiliser un ordre de priorité et d'importance pour différencier les différentes lignes.

Chaque fois que vous faites quelque chose, cochez l'action sur votre liste. Le plaisir que vous en tirez découle de la conscience d'avoir accompli une tâche et de vous être occupé de vous-même. À la fin de la journée, vous pouvez effacer tout, en laissant la routine quotidienne et vous remarquez si quelque chose est resté non résolu.

Si ce « non résolu » reste durant plus de deux jours, cela signifie qu'il y a un problème de procrastination qui doit être résolu.

Cependant, il peut également arriver de supprimer des événements non cochés car ils n'étaient plus nécessaire de les exécuter.

L'important est qu'à chaque jour, vous ayez de petites doses de dopamine pour vous accompagner et vous faire remarquer combien de tâches vous accomplissez, comprendre à quel point vous savez prendre soin de nombreuses petites choses qui, ensemble, constituent un énorme travail.

Félicitations !

CHAPITRE 4
COMMENT SURMONTER LE DOUTE, LA PROCRASTINATION, LES RÉSEAUX SOCIAUX ET D'AUTRES PIÈGES.

Revenons à réfléchir sur les difficultés qui nous empêchent d'obtenir ce que nous désirons. Un esprit calme, sûr de soi, qui regarde vers l'avenir et obtient des résultats, avec lequel nous pouvons surmonter les difficultés et surtout, qui n'est pas constamment obligé de s'arrêter pour analyser le passé, qui ne crée pas de scénarios imaginaires qui entraînent un blocage et un manque de progression. L'esprit, incroyable outil de compréhension de la réalité, doit rester ancré dans une réalité objective et ne pas se perdre dans des récits impossibles de ce qui aurait pu se passer, et ne s'est pas passé, ou de ce qui pourrait se passer, mais n'est pas encore arrivé ou n'arrivera jamais.

« Et si… » est l'un des poisons qui influence le plus négativement le dialogue intérieur, alimentant les pensées parasites pour lesquelles nous perdons de vue ce que nous devons faire et ce que nous voulons faire, en cherchant quelque chose d'irréaliste, la perfection. Il n'y a rien de mal à maintenir des attentes ambitieuses, mais il est impossible de vivre sereinement et de faire quelque chose de pratique, si nous vivons dans l'attente de conditions parfaites pour opérer un certain changement, avec pour résultat de ne jamais rien faire de concret et de vivre passivement ce qui nous est imposé par les autres. Lorsque nous évitons de prendre une décision, que ce soit parce que nous avons peur de résultats négatifs en raison d'expériences négatives passées, ou d'anxiété pour l'avenir, ou parce que nous avons tendance à remettre à plus tard les actions responsables sur notre vie, nous laissons d'autres acteurs prendre le pouvoir de décider pour nous. Mais leur décision sera orientée non pas vers ce que nous souhaitons, mais plutôt vers ce qu'ils souhaitent pour leur propre vision.

Prendre le contrôle de sa clarté d'esprit et de sa capacité de pensée est vital si nous voulons vivre une vie pleine de sens et c'est la seule manière dont nous pouvons nous sentir vraiment heureux, car tout ce qui arrive, à ce moment-là, est de notre responsabilité. De même, nous ne pouvons avoir un bon travail, une relation épanouissante, un passe-temps agréable, encore moins le travail de nos rêves, l'âme sœur ou une passion personnelle, si nous ne savons pas clairement ce que nous voulons et ce que nous préférons. L'alternative est de se contenter de ce qui est décidé par les autres et personne ne vit une vie satisfaisante avec la vision des autres. Alors, qu'est-ce qui nous empêche de penser de manière directe et de nous orienter vers ce qui nous plaît, nous satisfait et nous rend heureux ? Qu'est-ce qui nous distrait sur le chemin de la croissance personnelle et obscurcit l'esprit ?

En termes strictement modernes, il y a de nombreux éléments de notre panorama mental qui ne nous aident pas à bien voir notre horizon et qui nous font « trébucher » sur le chemin de l'auto-réalisation. Selon certaines études, beaucoup d'entre nous, et je parle des habitants des pays occidentaux, « trébuchent » dans le fil de leurs pensées, même plusieurs fois en une heure, avec des pics de dix mille pensées en un seul jour. Les technologies contemporaines, merveilleuses inventions qui nous aident dans de nombreux domaines, ont un côté sombre qui se manifeste par une anxiété sociale croissante, une insatisfaction personnelle et une incapacité à se concentrer. Mais heureusement, il y a un remède à tout cela et il est à la portée de tous.

4.1 – Donnez de la valeur à vos décisions, vaincre le doute « moderne »

Nos grands-parents avaient une vie nettement plus dure, et pourtant ils ressentaient beaucoup moins de stress. Ils choisissaient un métier, une maison, un partenaire, une voiture et acceptaient de bonne grâce tout ce qui leur arrivait, que ce soit de devoir aller combattre lors d'une guerre, émigrer, travailler avec une fatigue physique aujourd'hui impensable. Cependant, ils étaient plus satisfaits que la plupart des personnes qui vivent aujourd'hui à la lumière de la technologie. Ce n'est pas une tentative dénuée de sens que de vanter les louanges des temps plus difficiles qui présentaient, eux aussi, leurs propres problèmes et négativités, mais il faut être réaliste. Il y a eu un moment historique où nous avons arrêté de nous contenter de ce que nous avions et nous avons sacrifié la capacité d'avoir un peu de paix intérieure.

D'un côté, le temps libre a contribué à faire surgir des moments d'horreur du vide déjà mentionnés, où la journée, en raison d'un effet négatif de la gestion des émotions, semble toujours trop courte, comprenant trop peu de stimuli agréables à trier, parmi un océan de stimuli aléatoires. De l'autre, il nous a été instillé le doute quant au fait que ce que nous avons n'est jamais assez. Nous nous posons constamment la question « et si j'avais eu une alternative ? » et nous reproduisons ce schéma dans tout. Beaucoup de psychologues rapportent que leurs patients se tourmentent avec des pensées obsessionnelles concernant ce qu'ils ont. Ils se demandent s'ils ont fait le bon choix pour leur partenaire, s'ils ont opté pour le meilleur emploi, si leurs choix pourraient être qualitativement meilleurs et sont tristes de ce qui aurait pu aller mieux et qui ne semble aller que… « assez bien ». Contrairement à nos grands-parents, notre choix ne nous satisfait jamais. Mais cela est directement lié à la société de consommation dans laquelle nous sommes nés et pour laquelle nous n'avons pas développé des anticorps, pour nous faire comprendre que le bonheur par la possession de quelque chose est impossible. Nous nous trompons, malgré les expressions populaires comme « l'habit ne fait pas le moine », nous croyons qu'une personne habillée de manière voyante et élégante est forcément une personne honnête et intelligente. Nous confondons certains attributs matériels comme le revenu et le travail avec des attributs moraux tels que la générosité et l'éducation. Les gens, de nos jours, lorsqu'ils font votre rencontre et se présentent, demandent « quel est votre métier ? », pour calculer le degré de respect qu'ils doivent vous montrer, en fonction d'une hiérarchie présumée des rôles. Influencés par cette idéologie de la société du « jetable » selon laquelle, au lieu de ressentir de l'affection pour des personnes et d'utiliser des objets, nous utilisons les personnes et aimons les objets. Nous croyons que tout est interchangeable, rien n'est réparable, car le moyen le plus significatif de notre société, le smartphone, lorsqu'il est cassé, doit être remplacé, et c'est ainsi que nous croyons devoir nous conduire avec les relations et les événements significatifs de la vie.

« Il y a deux tragédies dans la vie. La première est de ne pas obtenir ce que nous désirons. La seconde est de l'obtenir. » En paraphrasant une citation célèbre attribuée à plusieurs sources, nous désirons ce que les autres ont, mais une fois que nous l'avons obtenu, cela cesse d'être spécial, tout cela perd de son charme initial que nous attribuions à la capacité de compléter notre existence. Cependant, il est malheureux de perdre ce que nous avons pris, ce serait une catastrophe et nous ferait nous sentir humiliés et offensés.

Et nous arrivons à l'une des vérités les plus controversées concernant l'homme contemporain et post-moderne.

Nous désirons ce que nous ne pouvons pas avoir, mais dès que nous l'avons, nous arrêtons de le vouloir.

Ce processus est le fruit d'une conscience déformée, dans laquelle nous accordons très peu de valeur à notre volonté individuelle, au point de déprécier tout ce qui est en notre possession en considérant qu'il perd de sa valeur dès qu'il entre dans notre domaine, et nous idolâtrons ce qui nous est proposé par des agents extérieurs.

Mais c'est une illusion, organisée de façon volontaire pour ne pas ressentir de plaisir prolongé. Si je veux une belle voiture, par exemple, dans trois semaines, j'aurai arrêté de m'enivrer de l'odeur des sièges neufs et ce sera juste un autre volant à tourner dans la circulation. Si, au contraire, je désire une expérience émotionnellement satisfaisante, la voiture peut être le moyen de faire un beau voyage, de retrouver mes amis, d'accompagner mon partenaire vers une destination agréable.

C'est un panorama décourageant, mais il est important de noter que nous n'avons pas à vivre dans cette bulle d'incertitude.

Ainsi, le point sur lequel nous devrions nous concentrer n'est pas l'ordinateur, le téléphone, la maison, la voiture, la robe ou l'accessoire, mais l'émotion à ressentir avec l'expérience faite pendant leur utilisation. Ils sont un moyen d'avoir une expérience agréable, ils ne sont pas l'objectif final de l'expérience.

4.2 – La conviction de l'alternative temporelle dans la société de consommation

Nous disions que nous sommes convaincus d'avoir constamment une alternative. Ce biais cognitif intervient dans le problème déjà mentionné de l'incapacité de l'esprit humain à gérer les mesures temporelles de manière adéquate.

L'esprit anxieux ou dépressif, ou les deux, en particulier, pour une raison quelconque, est convaincu de pouvoir « revenir en arrière dans le temps » ou « voyager dans le futur » et de disposer les choses de la manière la plus avantageuse possible. Cela est évidemment impossible, l'esprit le sait, mais projette malgré tout des scénarios imaginaires qui ont pour résultat d'obtenir des émotions réelles qui font souffrir, car les choses ne se sont pas déroulées de cette manière ou parce que nous nous sentons inadéquats dans notre présent par rapport à un futur inaccessible.

Et voici un des véritables « chefs-d'œuvre » de la psyché. En imaginant des scénarios improbables ou impossibles, l'esprit souffre car il essaie de comprendre ce qui serait arrivé si, au lieu de sortir avec notre partenaire actuel, nous avions choisi quelqu'un d'autre, par exemple, ou ce qui serait arrivé si nous avions commencé à jouer de la guitare à l'âge de cinq ans, ou comment notre vie serait différente si nous avions entrepris des études très jeunes ou encore si nous nous étions engagés dans une série chanceuse d'investissements boursiers. Ce ne sont que des « lignes temporelles » inexistantes, mais l'inconscient les perçoit comme réalistes et donc possibles à réaliser.

La vérité, évidemment, est qu'il est impossible de réaliser simultanément nos vies actuelles et les conséquences des actions qui n'ont pas été entreprises par le passé.

Notre ligne temporelle actuelle est parfaite. Cela ne signifie pas qu'elle est qualitativement la meilleure, il suffit de penser à tous les problèmes qui existent aujourd'hui sur la planète. Mais cela signifie qu'elle est le résultat de toutes les causes qui ont entraîné des conséquences précisément de la manière logique qu'elles auraient dû se produire. Un crayon ne tombe pas « par hasard » de la table. Il tombe parce que la surface sur laquelle il est posé est inclinée, parce que sa rotation est suffisante pour le faire rouler, parce que quelqu'un a bougé la table ou parce que la table a été mal montée… et ainsi de suite, jusqu'à trouver une somme de tout ce qui pouvait arriver et qui est effectivement arrivé.

De même, les conditions que nous avons créées avec nos choix ont été influencées par un grand nombre de facteurs, un nombre presque infini, qui ont cumulé des variables pour obtenir un résultat observable.

Il n'y a pas de « si j'avais fait autre chose » ou « si j'avais choisi différemment », car à ce moment-là, les causes qui nous ont impliqués étaient bien différentes. La leçon, donc, est…

qu'il n'y a pas d'alternative aux choix passés

Nous pouvons seulement essayer de faire de notre mieux avec ce que nous avons à notre disposition. Si j'ai choisi de vivre dans une certaine maison, dans une certaine ville d'un certain pays, c'est très bien. Au moment où je veux changer, je peux essayer de comprendre si l'alternative que je recherche est réalisable où je me trouve ou si elle est réalisable concrètement ailleurs. Mais si je charge émotionnellement ma décision de contenu, je finirai par modifier ma perception, en idéalisant l'une des deux conditions, rester ou partir, de manière négative ou positive. L'important est que je sois conscient des améliorations que je fais pour ma cause de la recherche de bonheur et de la libération de l'esprit de la pensée obsessionnelle.

Je connaissais quelqu'un qui habitait dans une mansarde très moche, avec deux petites fenêtres, un espace étroit où il y avait toujours le risque de se cogner la tête, une salle de bain sans fenêtre et sans baignoire, très chaud en été et froid en hiver. Par un coup de chance, il a trouvé un logement dans un plus joli quartier, dans un bel immeuble, pour le même prix il avait un appartement de trois pièces avec une grande salle de bain et une belle cuisine avec une terrasse. Après un certain temps, cette personne m'a dit qu'elle ne supportait pas la circulation sous les fenêtres de sa maison et que sa machine à laver faisait des caprices. J'ai demandé à cette personne de repenser aux conversations au cours desquelles elle se plaignait de l'ancienne maison et je lui ai demandé quelle alternative elle voulait. Finalement, elle m'a déclaré… « tu as raison, par rapport à l'année dernière, je vais vraiment mieux, je ne m'en rendais pas compte. » Le point de mon intervention dans ce cas était… « qu'obtiens-tu en te plaignant ? »

4.3 – Une lamentation comme une forme d'annihilation

Se plaindre a un effet dévastateur sur l'esprit humain. Dans la nature, il y a peu de conditions dans lesquelles il est légitime de se plaindre, la peur et la douleur. Un animal blessé attire l'attention du groupe pour ne pas rester seul face à des prédateurs éventuels ou pour signaler un danger. Chez les mammifères, les petits manifestent également leur besoin de créer un attachement avec leur mère ou d'autres membres du groupe. Les enfants, les petits d'humains, se plaignent également pour tester l'attachement maternel et pour mettre à l'épreuve leurs capacités de communication verbale qui se développeront en mots et phrases.

L'esprit humain subit une sorte de mini court-circuit lorsqu'il entend une plainte car, dans notre nature non civilisée, le cerveau perçoit l'information comme la nécessité de prendre soin de l'enfant en danger, de le protéger et de le nourrir. Pour cela, l'esprit détourne son attention de ce qu'il fait pour se porter au secours. Lorsque nous sommes dans un endroit bondé et qu'un bébé pleure, nous ressentons beaucoup d'inconfort et tout le monde se tourne dans cette direction, ce qui met les nouveaux parents mal à l'aise et augmente également le malaise du nourrisson. C'est notre instinct primitif qui voudrait intervenir, car à ce moment-là, nous percevons un stress programmé pour détourner notre attention de ce que nous faisons pour nous concentrer sur les pleurs.

La lamentation est, dans ce sens, dangereuse. Jack Ma, milliardaire fondateur d'Alibaba, suggère de toujours éviter les plaintes personnelles ou celles des autres, car les deux sont dévastatrices pour notre concentration. Il est évident que les enfants doivent être libres de vocaliser et d'exprimer leur désagrément, et nous pouvons supporter une demi-heure de pleurs, peut-être avec l'aide d'un casque et un peu de musique, un adulte qui se tourne vers nous pour se plaindre ne nous aide pas. Surtout, dans une société qui offre en spectacle des sentiments négatifs et idéalise l'infantilisation des besoins, nous devons faire comprendre aux personnes autour de nous que nous serons heureux de les aider, mais ils doivent décider. Veulent-ils une solution ou veulent-ils se plaindre ? Dans ce dernier cas, nous n'avons pas de temps à perdre. La plainte est nuisible, abaisse nos capacités intellectuelles, crée des liens toxiques, déresponsabilise les personnes avec des relations asymétriques, si nous devons éviter de perdre du temps avec nos pensées négatives, nous ne pouvons pas réduire notre esprit à celui d'une poubelle pour les déchets des autres !

Il est évident que si un ami est en deuil ou fait face à un traumatisme comme un divorce ou une maladie, il est normal qu'il exprime des lamentations et des plaintes.

L'important est de ne pas se laisser entraîner dans un tourbillon négatif et, en offrant un soutien, de ne pas retenir pour nous les sentiments pessimistes. Ceux qui viennent nous chercher uniquement pour pouvoir parler librement de ce qui « ne va pas » doivent comprendre qu'ils causent des dommages. Il ne s'agit pas d'être cynique, d'être dénué d'empathie et distant, il s'agit de respecter soi-même et de chercher des relations interpersonnelles significatives dans lesquelles grandir. Seuls les enfants se plaignent pour être consolés, sans penser à devoir faire quelque chose pour sortir de leur propre condition. Si vous sentez le besoin de vous plaindre, évitez-le, mais si vous ne pouvez pas vous en empêcher, laissez passer cette émotion en respirant consciemment, en observant la raison de votre insatisfaction et en mettant fin à la question en moins de cinq minutes, sans y revenir ultérieurement.

4.4 – Les réseaux sociaux et la pensée envahissante

Nous revenons encore une fois à l'un des principaux motifs pour lesquels les gens sont insatisfaits aujourd'hui. Bien sûr, la situation environnementale et les perspectives économiques à venir peuvent ne pas être les plus roses, mais savez-vous ce qui n'aide pas à améliorer votre condition ? Les médias sociaux.

Les plateformes sociales n'auraient rien de mal si elles se limitaient à mettre les gens en communication les uns avec les autres et peut-être à quelques pages de VIP ou à certaines entreprises. Mais, l'énorme business milliardaire qui se cache derrière les coulisses, prévoit une série d'interactions « forcées » qui font dépendre votre bonne humeur d'activités virtuelles sans aucun sens. À propos des grandes causes collectives mentionnées ci-dessus, les réseaux sociaux vous trompent en vous faisant croire que vous faites votre part pour lutter contre le réchauffement climatique, la pauvreté, la guerre, le malaise dans une zone touchée par une catastrophe… sans, en réalité, ne rien faire d'autre que d'augmenter les interactions à l'intérieur de la plateforme elle-même, qui monétise vos mouvements sur l'écran. Un tel système n'est intéressé ni par votre santé, ni par vos objectifs, ni même par ceux de quiconque. Au contraire, celui-ci existe pour vous distraire et créer un sentiment de continuelle inadéquation qui se reflète ensuite sur votre santé mentale. Les neuroscientifiques ont constaté plusieurs problèmes chez les personnes qui utilisent massivement ces applications. Pour en citer quelques-uns, une baisse de seuil de l'attention, des troubles de la mémoire, une incapacité à saisir le sens d'un texte, des difficultés logiques et mathématiques, des difficultés de sommeil et de repos, de l'irritabilité, un sentiment d'isolement et de dépression, une augmentation des poly-dépendances et des troubles affectifs et de la libido. Tout cela se produit lorsque le téléphone est dans la poche ou le sac à main, lorsque nous sommes « déconnectés » de cette connexion continue.

Il n'est pas surprenant que de nombreuses entreprises bloquent l'accès aux réseaux sociaux sur les ordinateurs de leurs employés. Si vous ne pouvez pas vous passer de ces applications ou du suivi de votre profil, la meilleure chose à faire est d'installer des limiteurs de temps en utilisant des programmes, ou des applications, qui contrôlent l'accès à vos profils uniquement aux heures que vous avez programmées. Par exemple, vous pouvez consacrer quelques minutes le matin avant de commencer votre travail ou avant le dîner après avoir accompli d'autres tâches plus significatives.

4.5 – Ne pas remettre à plus tard

Procrastiner est le moyen le plus sûr d'échouer.

Faisons donc une distinction importante. Il est possible de reporter une activité à une date spécifique, mais si cela se produit à nouveau, il y a un problème et il faut comprendre pourquoi nous ne pouvons pas résoudre immédiatement la question.

La procrastination elle-même, cependant, est cet acte dû en partie à l'anxiété de performance et en partie à l'infantilisme qui nous détourne des tâches que nous considérons peu agréables.

En réalité, ce sont les étapes intermédiaires qui doivent être réduites. Surtout, il ne faut pas penser qu'une réflexion obsessionnelle sur l'objectif « inconfortable » à atteindre équivaut à faire quelque chose pour l'obtenir.

Le conseil que je vais donner maintenant est très simple. Réfléchissez au fait que très souvent, il est plus difficile de comprendre comment éviter de faire quelque chose ou de récupérer l'événement reporté, plutôt que de l'affronter avec la méthode des deux minutes, le « chunking down » de ses parties et de l'intégrer dans votre journée avec le système des demi-heures.

Vous devez vous prouver à vous-même que vous êtes capable de faire immédiatement ce que vous êtes appelé à accomplir et vous habituer à penser au plaisir réel de terminer un travail ou une étape intermédiaire.

CHAPITRE 5
EXERCICES QUOTIDIENS DE PRÉSENCE MENTALE

Nous avons abordé de toutes les manières possibles l'idée de la nocivité des éléments involontaires obsessionnels négatifs qui émergent à la surface de notre conscience et nous empêchent de profiter de la vie. Savoir que des facteurs tels qu'un objectif de vie peu clair, les réseaux sociaux, certaines angoisses sociales « normales » sont surmontables ne suffit pas. Nous devons savoir que faire en cas d'une « attaque » d'une pensée négative et surtout comment penser positivement. Il y a malheureusement de nombreux essais dilettantes et peu clairs sur ces sujets, desquels certains conseillent d'éviter la musique rock, les livres effrayants, les contenus érotiques, les publicités et les films d'horreur… et il est vraiment ridicule que des sages autoproclamés disent des choses de cette nature, car l'esprit distingue la différence entre l'art, la fiction et la vie réelle. Certaines personnes se détendent et se déchargent ainsi de tensions, il n'y a rien de bizarre, ces individus n'ont pas plus tendance à avoir des pensées négatives ou involontaires simplement en raison de leurs goûts en matière de musique ou de cinéma. En second lieu, la littérature classique est pleine de contenus érotiques et perturbants, des auteurs grecs anciens à Dante Alighieri, il y a des références riches à des contenus que certains déconseilleraient… privant ainsi les gens d'une bonne base culturelle. Notre objectif n'est pas de nous mettre des grosses tranches de jambon sur les yeux et de nous boucher les oreilles pour que rien ne nous dérange, notre tâche est de rendre l'esprit conscient, capable de se calmer, de se détendre, de contextualiser un certain stimulus, d'intégrer les informations utiles et de laisser s'écouler les sensations désagréables non nécessaires. Sans émotions, sans stimuli intellectuels, notre esprit se flétrirait et cesserait de saisir la beauté et la sérénité. Nous ne sommes pas des machines, nous sommes des animaux sociaux dotés d'imagination et d'émotivité, donc, nous devons trouver des stimuli agréables et donner la juste valeur à tout ce que nous pensons.

Ayant clarifié ce point très important, voyons ce que nous pouvons faire de manière pratique pour induire de bonnes pensées qui remplacent les éléments négatifs. Ces processus, avec les autres mesures prises, équivalent à éliminer les mauvaises herbes d'un champ avant de semer des plantes qui donneront des fruits nourrissants.

En conclusion, ci-dessous, vous trouverez un petit compendium d'exercices pratiques pour la présence mentale et sortir de votre cycle de vos propres pensées involontaires.

5.1 – Visualisation pour la présence mentale

La visualisation est une technique très simple qui permet de faire l'expérience d'un événement encore non réalisé pour en tirer immédiatement des bénéfices. Nous utilisons l'imagination et nous trouvons des moyens de faire correspondre un certain mot ou une figure à une émotion, pour véhiculer un objectif. De cette façon, nous utilisons plusieurs éléments simultanément pour obtenir le résultat. Stimulation sensorielle, association mentale, intelligence émotionnelle, programmation neurolinguistique.

Asseyez-vous confortablement, trouvez la concentration avec quelques respirations profondes, portez votre attention sur votre volonté et imaginez une lumière de votre couleur préférée. Associez à cette lumière un son qui vous plaît, un mot qui représente un objectif significatif, l'image de votre sourire.

Maintenant, imaginez que cette lumière vous enveloppe complètement pendant que vous respirez naturellement, augmentez l'intensité de la sensation du mot et du son, souriez. Répétez l'exercice de manière à associer à l'expérience de cette sensation bénéfique la mémoire physique des muscles de votre visage qui sourit.

Désormais, lorsque vous sentez que votre esprit erre de manière chaotique, respirez consciemment, souriez et imaginez la couleur, le mot et le son. Si vous avez une « mauvaise journée », vous pouvez également évoquer votre visualisation et les sensations physiques à tout moment pour retrouver cette oasis de paix.

5.1.1 – La visualisation avec un objectif spécifique et s'inquiéter de manière adéquate

Il peut arriver de ressentir une certaine pression intérieure à l'approche d'un engagement important ou que nous craignons qu'il pourrait avoir des conséquences négatives. La survenue de l'inquiétude n'est pas nécessairement un signal négatif, mais doit être réduite pour ne pas souffrir d'anxiété. Tout d'abord, nous faisons un petit travail de sémantique pour comprendre que « s'inquiéter » signifie littéralement « s'occuper, de quelque chose, à l'avance », c'est-à-dire faire des préparatifs à l'approche d'une activité. Chaque fois que vous pensez devoir vous « inquiéter », insérez mentalement un tiret entre le préfixe « pré » ou le verbe « occuper ». Est-ce que vous vous « inquiétez » avec une action émotionnelle négative généralement inutile, où vous utilisez vos ressources mentales pour augmenter l'anxiété et la sensation d'inadéquation ? Ou bien, vous vous « occupez », en préparant vos ressources et votre attention pour l'activité à venir ? Il y a une grande différence, n'est-ce pas ? Si je passe la nuit à penser à la circulation que je trouverai lors d'un voyage, je m'assure un grand stress pour le lendemain, lorsque je serai réellement sur la route pour combattre la fatigue, et la circulation présente, de manière physiologique, sur une route, mais qui me semblera pire… Si je fais les préparatifs appropriés et que je repasse mentalement tous les points de ma liste de choses à faire que j'ai déjà cochés ou préparés pour être achevés, je n'aurai pas de pensées supplémentaires et je pourrai voyager plus tranquillement.

En somme, c'est comme cela pour tout. Examens universitaires, présentations professionnelles, présentation de dossiers ou de devis, entretiens d'embauche, rendez-vous romantiques… Je visualise ma liste complète et je me vois moi-même en train de sourire, heureux d'avoir obtenu ce que je voulais et de pouvoir jouir de ce résultat. En respirant profondément, je visualise les gens autour de moi qui me félicitent, je vois clairement les couleurs et les lumières, j'entends les sons agréables, je ressens la chaleur que cette condition me procure.

5.2 – La méditation et la pleine conscience pour la présence mentale

La méditation, comme nous l'avons déjà mentionné, est un outil très complexe et c'est pour cette raison qu'elle a été dépouillée de ses aspects ésotériques et mystiques de l'Inde et du Tibet d'où elle est originaire. Cependant, cela reste une puissante méthode pour la clarté mentale car, même en utilisant la respiration consciente, nous saisissons les pensées involontaires et les laissons partir sans les juger ni les justifier. En alternative à l'exercice proposé précédemment, vous pouvez essayer de marcher et de méditer, en vous imposant de respirer consciemment, en inspirant pendant deux pas et en expirant pendant deux autres pas. La seule chose que votre esprit devra faire sera de compter les pas. N'ayez pas peur si vous ne parvenez pas à compter immédiatement jusqu'à cent ou mille. L'esprit trouve de nombreuses façons de faire remonter les pensées, mais ce n'est pas un problème. La méditation et la pleine conscience, la mindfulness, sont des outils très puissants pour la clarté mentale. La respiration consciente peut aider à repérer les pensées involontaires et à les laisser aller sans les juger ni les justifier. Essayez de marcher et de méditer en respirant consciemment, en inspirant pendant deux pas et en expirant pendant deux autres pas. L'environnement naturel, comme les parcs, les promenades arborées, les plages ou les forêts, peut également aider à calmer naturellement la conscience en rappelant les temps ancestraux où les problèmes et les pensées n'existaient pas.

Un autre exercice très important que vous pouvez faire tranquillement à la maison avant de dormir et qui ne nécessite pas d'outils ou de compétences particulières est celui de prendre conscience de soi, de s'allonger, de vider autant que possible l'esprit en concentrant l'attention sur l'air qui entre et sort par les narines, puis, après s'être détendu, de se tourner vers la reconnaissance des différentes parties de son corps, en commençant par les orteils, en respirant tout en visualisant chaque partie de soi-même, partie par partie, organe par organe, os par os, remontant jusqu'au cou, à la tête, aux organes des sens du visage, jusqu'au cerveau. Chaque respiration a le pouvoir de dénouer les tensions associées à chaque partie du corps et lorsque vous avez fini, il n'est pas inhabituel de remarquer des larmes. C'est juste de la tension, émotionnelle également, qui se dénoue enfin et permet de mieux se reposer.

5.2.1 – La « méditation du squelette blanc »

Pour une variante encore plus profonde de l'exercice précédent, utilisable avant de dormir, vous pouvez utiliser cette ancienne technique utilisée en Extrême-Orient. Couchez-vous confortablement, respirez profondément, portez votre attention sur la respiration et imaginez avoir un corps très lourd qui s'enfonce dans un nuage chaud et sombre. Maintenant, les yeux fermés, vous pouvez penser à visualiser chaque os, à partir des phalanges de vos pieds, et un par un, respiration par respiration, les visualiser sans chair, ni cartilage, nerfs, tendons ou autre matière molle autour. C'est seulement un os blanc et lumineux qui constitue la structure symbolique de soi-même. Puis un autre, et encore un autre, respiration après respiration, la structure lumineuse émerge du corps. Visualisez vos jambes qui sont maintenant seulement des os lumineux, puis le bassin, la colonne vertébrale et la cage thoracique sans organes ni peau, les épaules et les bras. Doigt par doigt, les mains se libèrent des tensions et du poids. Les cervicales, le cou, la gorge, la mâchoire, les dents, tout se libère de la chair, des nerfs et des cheveux, et enfin de l'organe de la boîte crânienne, le cerveau. Restez dans cet état de pure blancheur et luminosité, sous forme de squelette. Après une dizaine de respirations, les os deviennent de la poussière lumineuse qui flotte et puis se dissout, laissant le vide. Restez dans le vide, visualisez-vous comme vide et continuez à respirer.

5.2.2 – La visualisation des antidotes mentaux dans la méditation

Cette méditation est inspirée des techniques traditionnelles du bouddhisme tibétain. Attention, pratiquer cette méditation ne signifie absolument pas devenir un disciple de Bouddha ni devenir bouddhiste, c'est simplement une technique que plus d'un thérapeute, lama, laïque et moine ont interprétée comme une « pratique psychologique pour se libérer des poids », ou comme cela se dit en tibétain « Tantra Ngalso ». Ici aussi, nous utilisons largement la visualisation pour surmonter la condition actuelle et aller au-delà du malaise qui pourrait potentiellement surgir à tout moment. L'idée de la médecine traditionnelle tibétaine, incluse dans cette discipline, est que dans cinq centres énergétiques du corps appelés « Chakra » résident des énergies psychophysiques. En effet, ces centres coïncident avec la présence de certains organes et glandes qui ont vraiment un impact sur certaines parties spécifiques de la sphère émotionnelle. De nouveau, il n'y a rien d'ésotérique ou de mystique, les énergies dont nous parlons entrent parfaitement dans les énergies biochimiques de la physiologie humaine.

Ces cinq centres sont associés à des couleurs, des objets, des manifestations du Bouddha, des animaux, des « vents intérieurs », des processus pathologiques, des émotions. En stimulant correctement ces centres, nous pourrions obtenir l'équilibre du corps dans un processus appelé auto-guérison.

Au chakra de base, appelé chakra secret et situé à la base de la colonne vertébrale dans la région périnéale, nous trouvons les symboles d'un lotus vert à trente-deux pétales sur lequel s'élève un double sceptre rituel marqué par la syllabe « Ri ». Il est associé à la peur, à la jalousie et à l'immobilité qui bloque les actions.

Au chakra du nombril, nous trouvons les symboles de la fleur de lotus jaune de soixante-quatre pétales sur laquelle se dresse un joyau précieux marqué par la syllabe « Tram », à ce chakra sont associés l'avidité et l'orgueil.

Au chakra du cœur, il y a les symboles de la fleur de lotus bleue de huit pétales sur laquelle repose un sceptre rituel marqué par la syllabe « Hum ». À ce chakra sont associés la colère, la tristesse, la dépression, l'anxiété, la manie, l'obsession.

Au chakra de la gorge, nous trouvons les symboles de la fleur de lotus rouge à seize pétales sur laquelle repose un autre fleur de lotus rouge marquée par la syllabe « Ah » et qui sont associées à la difficulté de communication, la difficulté de concentration et de mémoire, l'insatisfaction.

Au chakra de la tête, appelé couronne, nous trouvons les symboles de la fleur de lotus blanche de trente-deux pétales sur laquelle repose la roue de Dharma, une roue à huit rayons avec au centre le Tao, marquée par la syllabe « Om » et à laquelle sont associés le manque d'espace intérieur, le manque de clarté, de sagesse et d'intelligence.

Ce qui nous intéresse, surtout lorsque nous essayons cette méditation des antidotes aux poisons mentaux pour la première fois, est de tenter de mémoriser la séquence verte, jaune, bleue, rouge et blanche. Nous imaginons ces couleurs comme des lumières qui entrent dans le corps et nous les associons à notre respiration.

Maintenant, en nous asseyant dans la position de méditation, les mains jointes sur les genoux, les jambes croisées, le dos droit, le menton vers la poitrine et la langue sur le palais, nous commençons à inspirer par les narines et pensons que nous inspirons une belle lumière, un nectar purificateur, de l'énergie vitale, et que, lorsque nous expirons, toujours par les narines, nous éliminons la fumée, la saleté, la négativité qui se trouvait en nous. Nous visualisons ces deux éléments, la lumière qui nettoie et la fumée sale qui sort.

En tenant compte de la séquence des chakras, maintenant, nous imaginons utiliser les mains pour symboliquement collecter des impuretés de chaque chakra, en commençant par le chakra le plus bas. Nous visualisons une lumière verte et nous éliminons la peur, les blocages, l'envie pendant l'expiration, alors que, grâce à la lumière verte, nous acquérons les antidotes, le courage, la capacité d'agir, la joie pour le bonheur des autres.

Ensuite, nous imaginons de prendre ces impuretés du chakra du nombril, en injectant de l'énergie jaune, en enlevant les impuretés de fierté et d'avarice et en les remplaçant par les antidotes de générosité et d'humilité. Ensuite, au chakra du cœur, nous expirons la haine et d'autres émotions négatives et injectons avec la lumière bleue, l'amour, la compassion, la paix intérieure. Au chakra de la gorge, avec l'aide de la lumière de l'énergie rouge, nous éliminons les difficultés qui y résident et injectons les antidotes de concentration et de satisfaction. Enfin, au chakra de la tête, nous éliminons les impuretés qui bloquent l'esprit et les remplaçons par les antidotes d'un espace intérieur infini, une vision correcte du monde, la sagesse et la clarté.

Essayons d'utiliser cette méditation pendant dix à quinze minutes par jour et pensons non pas seulement à éliminer ce que nous ne voulons pas ressentir, mais plutôt à être conscients et capables de cultiver les antidotes à la détresse psychophysique et de pouvoir récupérer ces antidotes au moment où nous en avons besoin. Pour exemple, la file devant moi est bloquée et je sens la colère monter. Je respire et je me rappelle que j'ai l'antidote à ce poison, en utilisant la visualisation de la couleur bleue. Ou encore, j'ai peur de ne pas bien parler devant un patron ou lors d'un entretien, je fais appel aux énergies blanche et rouge qui me donnent clarté mentale et capacité de communication.

Chacune de ces expériences de visualisation, vieilles de plusieurs siècles, a été élaborée pour surmonter avec sélection et méthode les différents états négatifs de l'esprit et offrir un refuge sûr en nous-mêmes. Il est important de tenter de répéter ce processus pendant plusieurs jours d'affilée pour pouvoir obtenir des bénéfices à long terme.

5.3 – Écriture pour la présence mentale

Si votre objectif est clair, vous pouvez l'écrire sur une feuille de papier et le conserver dans votre journal que je vous ai déjà conseillé de garder sur votre table de chevet.

Si ce n'est pas clair, vous pouvez écrire une liste d'options d'objectifs que vous aimeriez pouvoir atteindre.

Si vous voulez augmenter la puissance de la visualisation, vous pouvez utiliser un ordinateur pour trouver des images à inclure dans un fichier texte pour créer un support visuel pour la description de ce que vous voulez. Si vous utilisez plutôt une feuille de papier, vous pouvez découper des images d'une revue ou les imprimer pour créer un collage visuel. Si l'une de ces choses cesse d'être une option souhaitable ou si vous trouvez une alternative plus valable, vous pouvez retirer l'image et éventuellement la remplacer par une nouvelle.

Un support qui peut être utile pour évaluer chaque occasion peut également vous rappeler pourquoi vous affrontez certaines étapes intermédiaires et comment cela vous amènera un résultat plus grand demain.

L'écriture est également un acte très puissant, car elle permet de fixer dans d'autres parties de la mémoire cérébrale des idées qui ne restent pas dans la « mémoire à court terme » et non seulement dans la partie du cortex où nous développons l'imagination. En associant ensuite des stimuli visuels et des émotions à nos mots, nous pourrons obtenir une forte combinaison qui nous permettra de manifester clairement notre motivation vers un objectif et de progresser dans cette direction.

C'est également à considérer qu'avoir une interprétation personnelle écrite de son vécu intérieur est un excellent moyen de voir comment change sa pensée, comment changent ses besoins et de constater également tous les merveilleux changements dont nous avons déjà parlé.

Écrivez une lettre à vous-même et faites en sorte de mettre toutes les attentes significatives dedans. Fermez-la, mettez-la dans votre agenda de sorte à pouvoir la trouver et l'ouvrir dans un an ou dans quelques mois, lorsque vous penserez que c'est important. Remarquez comment vous êtes devenu une personne différente et comment ce changement a été accueilli autour de vous.

Les techniques de Louise Hay peuvent être intégrées dans votre routine quotidienne et se basent sur le concept de se référer à soi-même avec des affirmations positives, en dirigeant votre attention vers une visualisation positive soutenue par un récit victorieux. La « thérapie par l'autobiographie », une branche des techniques de psychologie appliquée et de l'art-thérapie, consiste à écrire sur soi en utilisant des mots encourageants pour décrire soi-même, mais surtout pour construire un parcours imaginaire où il est possible de partir de son propre point de vue et d'acquérir celui d'une personnalité réalisée et qui a toutes les caractéristiques que nous désirons pour nous-mêmes. En utilisant cette idée, chaque fois que vous écrivez sur vous-même dans votre journal ou dans vos listes, essayez de construire un personnage doté d'une capacité élevée à maîtriser ses propres pensées et à obtenir des résultats extraordinaires grâce à son engagement. Lorsque vous écrivez, vous pouvez également vous référer à vous-même en utilisant un nom de fiction, un pseudonyme, comme si vous étiez un super-héros, un capitaine courageux, un chevalier… la seule limite est votre imagination.

Enfin, essayez de tenir compte de toutes les pensées récurrentes, voyez s'il y en a une qui revient plus souvent. Un petit rituel de visualisation et d'intervention symbolique que vous pouvez faire à la maison consiste à prendre la pensée récurrente écrite sur papier, la mettre dans un bol et l'observer tandis qu'elle se consume, après l'avoir allumée avec une allumette. C'est le moment idéal pour vous répéter que vous êtes capable de laisser aller cette pensée.

5.4 – « Terre à terre » et exercices de bioénergie pour l'esprit

La bioénergie est une discipline créée par Alexander Lowen pour combiner les principes de la psychanalyse et de la physiologie, afin de libérer les tensions que l'expérience émotionnelle laisse dans le corps, avec le risque de créer une cage de douleurs musculo-squelettiques et de troubles des organes. Beaucoup des pratiques recommandées par ce scientifique sont tirées des exercices de Qi Gong chinois et de Yoga indien, revus et adaptés à une utilisation moderne des occidentaux.

L'exercice le plus simple que vous pouvez faire le matin et le soir est de poser vos pieds nus sur le sol. Le « grounding » consiste à tenir le corps droit, les genoux légèrement fléchis, les pieds à la largeur des épaules, le poids du corps qui tombe idéalement entre les pieds, le dos droit « comme une pile de pièces », les bras détendus, la tête vers le haut, la respiration consciente. Visualisez vos pieds entrant dans le sol, comme des racines, et le poids de votre corps passant à travers eux, s'enracinant également dans le sol. Respirez profondément, huit cycles complets suffisent déjà pour soulager certaines tensions. Si vous en avez la possibilité, répétez en équilibrant le poids entre les mains et les pieds posés à égale distance, les genoux pliés, la tête pendante entre les bras. Lorsque vous vous relevez, déroulez les vertèbres une à une et reprenez la position debout.

5.5 – Les cartes mentales faites maison

Dans cette technique, nous retrouvons des bases de visualisation ainsi que des éléments de logique de la psychologie appliquée pour diriger la pensée volontaire.

L'idée de décomposer la pensée en parties connectées comme les pièces d'une maison n'est pas une « nouvelle invention » de la part des neuroscientifiques. Il y a déjà 2000 ans, Marcus Tullius Cicéron, habile homme politique et orateur romain, utilisait la « technique des lieux » pour pouvoir mémoriser des discours même imposants et maintenir une lucidité mentale passée à l'histoire comme étant légendaire. En résumé, Cicéron imaginait devoir parcourir les espaces de sa propre maison et de retrouver dans ces derniers les éléments constitutifs de son discours.

Cette technique est une véritable technique d'association que nous pouvons inclure parmi les « cartes mentales », ou cartes conceptuelles, pour trouver des schémas logiques utiles dans de nombreux contextes.

Dans ce cas, nous devons nous consacrer à une tâche spécifique avec beaucoup de concentration. Nous avons besoin de recourir à des compétences telles que la mémorisation et la logique consécutive d'une série d'événements. La carte mentale sert à associer une image à un son, en reliant un sens à une séquence qui se manifeste comme les différents anneaux d'une chaîne.

Nous pouvons trouver des connexions de nature hiérarchique où l'aspect consécutif est confié à un degré d'importance soit croissant, soit décroissant par rapport à l'élément précédent, ou bien nous pouvons utiliser une connexion de type associative dans laquelle les liens se réfèrent à des ramifications, où un élément évoque un ou plusieurs autres éléments.

Ce type de « cercle de pensées et d'idées » vertueux peut servir d'antidote à la pensée obsessionnelle involontaire, de sorte que lorsque nous tombons dans une certaine boucle mentale, peut-être après l'avoir notée dans notre journal ou si elle nous est signalée par quelqu'un qui nous connaît, nous pouvons essayer d'insérer cet élément dans une carte conceptuelle qui sort alors de cette impasse, grâce à l'évocation d'un élément à associer pour la logique et qui est cependant utile pour nous. Penser trop à un problème lié à l'incertitude sur le résultat d'une opération future peut être dévié en allant vers une autre pensée qui, en revanche, aide à trouver une solution, donc, la « pensée A » étant élément déclencheur de l'excès de pensées, ne va pas dans « pensée A1 » d'où vient la boucle, mais qui, avec une flèche et une représentation graphique appropriée, va dans « pensée B », qui peut être n'importe quel élément de la liste prévue dans la routine.

Un autre usage des cartes conceptuelles et des cartes mentales peut être utilisé à des fins de résolution de problèmes. L'une des cartes les plus célèbres pour le problème de la procrastination ou de la sur-réflexion associée à une tâche à faire peut être facilement développée et tenue à portée de main comme « rappel pour rappel ».

Il y a un problème ?

/ \

Oui Non

Pouvez-vous le résoudre ?

/ \

Oui Non

Pouvez-vous le résoudre ?

Ce n'est pas un problème !

Ce schéma est également complété par divers autres segments sur le mot « Non » après « Pouvez-vous le résoudre ». Par exemple « Pouvez-vous trouver une indication sur la façon de le résoudre sur Google ? » « Pouvez-vous trouver une solution pour résoudre ce problème avec un spécialiste ? »

« Quelqu'un que vous connaissez peut-il vous aider ? » Et si la réponse est « Oui », alors même dans ces cas, vous pouvez résoudre la question qui vous préoccupe et il n'y a pas de raison de vous inquiéter.

Encore une fois, la définition de « problème » avec cette notion importante. Ce qui ne peut être résolu d'aucune manière n'est pas un « problème » mais un « fait ». Par exemple, si la lumière de l'aube me dérange lorsque je me réveille, je peux essayer de nombreux stratagèmes pour que cet événement ne me dérange pas et que je puisse quand même me réveiller à l'aube. Je peux fermer les rideaux et les persiennes, je peux utiliser un masque couvrant pour les yeux… Si mon « problème » est que le soleil se lève à un certain moment, je ne suis pas vraiment confronté à un problème, mais je me concentre sur un élément immuable de l'univers.

Une vieille prière dit… « Donne-moi la force de changer ce que je peux, la patience de supporter ce que je ne peux pas et la sagesse de faire la différence entre les deux. » En ce qui concerne la pensée obsessionnelle involontaire, commencez à réfléchir si certains des éléments qui vous affectent sont vraiment un problème ou un « fait universel total » qui dépasse donc les compétences de tous.

5.6 – Les pensées envahissantes et les autres

Une des principales causes de pensées involontaires obsessionnelles et nocives provient d'un champ intermédiaire entre nous et les autres. Souvent, en nous, nous entendons les voix des autres, sous forme de pensée spontanée qui nous critiquent ou bien nous nous rappelons des éclats de disputes passées. La jalousie, l'envie, la peur d'être jugé, la peur de ne pas être à la hauteur d'une situation, les malentendus, la peur de ne pas être écouté ou même d'être maltraité ou abandonné, sont quelques-uns des principaux exemples de malaise qui peuvent survenir lors de nos interactions avec nos semblables… Et ces émotions concernent principalement les personnes les plus proches de nous, celles avec lesquelles nous avons des interactions fréquentes et continues. Il y a ensuite une autre catégorie qui inclut les personnes que nous ne connaissons pas, celles envers lesquelles nous sommes indifférents ou pour lesquelles nous ne ressentons aucun mouvement émotionnel, auxquelles nous pouvons immédiatement réserver l'une des difficultés mentionnées ci-dessus dès que nous entrons en contact avec eux.

Nous souffrons, car nous pensons que les autres pensent certaines choses de nous et parce que nous croyons que les autres ne pensent pas ce que nous voudrions qu'ils pensent. C'est compliqué, mais c'est vrai.

Dans cette problématique complexe, nous démêlons un nœud important. La perception de soi chez l'individu passe à travers l'utilisation des opinions des autres pour se définir soi-même.

Nous le voyons dans les rêves où souvent nos connaissances jouent le rôle de quelqu'un qui a des opinions fortes à notre sujet. La vérité est cependant que ces personnes ne sont pas dans notre tête pendant que nous dormons, en fait, elles n'y ont jamais été en aucune occasion. Nous idéalisons les paroles de ceux que nous connaissons au point de croire que notre personnalité est constituée de ce qui transparaît de leur jugement, même si en réalité, nous n'avons pas la moindre idée de ce que les autres pensent vraiment de nous.

L'esprit se trompe en créant une fausse perspective extérieure à travers les figures des personnes autour de nous pour déterminer notre identité. C'est le point de départ pour beaucoup de séances de psychanalyse. Il faut trouver ce moment d'attribution d'un faux composant de l'identité où un problème a été semé et enraciné. Par exemple, c'est quelqu'un qui a identifié le moment où, en tant qu'adolescent ou enfant, ils ont considéré vrai pour eux-mêmes qu'ils étaient une personne encline à boire de l'alcool, parce qu'une connaissance, peut-être respectée, leur a offert à boire et l'inconscient a enregistré cela comme « tu es un buveur, c'est ta nature et en l'acceptant, tu seras accepté ». Je dis tout cela pour deux raisons très importantes :

- la première. Vous n'êtes pas la somme des comportements induits de l'extérieur, rien de ce qui vous a été fait croire n'est immuable et si à un certain moment de votre vie vous avez pensé que c'était une partie de votre identité d'être le genre de personne qui pense trop et de manière obsessionnelle à quelque chose, alors vous vous trompiez, ce n'est absolument pas un trait distinctif de votre caractère mais un comportement acquis que vous pouvez abandonner et… vivre mieux ;

- la seconde. Vous n'avez pas idée de ce qui se passe dans la tête des autres et donc vous ne pouvez jamais vous inquiéter de ce qu'ils pensent. Il est vrai que pour vivre une vie agréable et significative, il est toujours bon d'être gentil, mais il est également vrai qu'il n'est jamais bon de se montrer trop servile envers les autres. Ce que les autres pensent ne devrait pas vous affecter à moins que cela ne vous nuise et lorsque vous pensez à votre opinion sur les autres, rappelez-vous l'adage « les gens médiocres parlent de personnes, les gens évolués parlent d'idées ».

Comme exercice, chaque fois que vous sentez que vous essayez de « vous disputer dans votre tête avec quelqu'un », en jouant donc également son rôle, ou lorsque vous créez une situation dans laquelle une personne parle d'un sujet dont vous ne savez pas ce qu'elle dirait, revenez à vos cartes conceptuelles et imaginez immédiatement un arrêt, réfléchissez au fait que vous êtes vous-même en train de créer ces réponses et désormais, parlez à votre émotion et non à la personne qui n'est pas devant vous à ce moment-là.

5.7 - Le travail manuel

Nous avons déjà analysé l'art-thérapie appliquée à l'écriture, nous avons dit comment les artisans et les spécialistes utilisent une partie extrêmement petite de leur cerveau pour se concentrer sur un travail précis, nous avons souligné l'utilisation du corps dans l'intégration avec une bonne routine pour réduire les pensées involontaires.

Il reste à comprendre ce que vous voulez faire de vos mains pour obtenir des moments de paix et de sérénité. Il y a beaucoup de passe-temps, de la maquette à la poterie, de la sculpture à la décoration d'objets, mais ce dont vous avez besoin en tant qu'être biologique humain est de sortir de votre coquille cérébrale pour entrer dans le monde réel et laisser une trace tangible que vous pouvez reconnaître comme votre contribution. Réfléchissez à ce qui peut vous aider, évaluez les possibilités à travers une liste, donnez-vous un temps raisonnable pour pouvoir terminer votre recherche et investissez quelques heures pour comprendre ce que vous aimeriez obtenir et quelles nouvelles compétences vous voudriez cultiver.

Consacrer son attention à un travail manuel permet d'utiliser de nouvelles parties du cortex et donne la sensation d'obtenir des résultats objectifs. Utilisez vos mains et respirez, imprimant votre bonne volonté dans chaque geste.

5.8 – La respiration parasympathique pour dormir bien et aider la présence mentale

Comme dernier exercice, pour conclure notre parcours, pensons à l'instant où nous allons dormir comme l'ensemble de nos nouvelles bonnes habitudes pour nous libérer des schémas mentaux négatifs. Nous avons terminé nos routines, nous sommes dans les draps, nous avons fermé le journal du jour, ainsi que peut-être le livre que nous lisons avant de nous endormir, le réveil est prêt à sonner demain matin.

Il est possible que vous ressentiez encore des tensions et que vous ayez besoin de provoquer une activité interne pour vous endormir paisiblement. Il existe bien sûr de nombreuses tisanes et compléments alimentaires tels que la mélatonine qui sont très utiles pour améliorer la qualité de votre sommeil. Cependant, nous pouvons également essayer de détendre le système nerveux parasympathique avec une respiration de la pleine conscience de cette façon : faites une respiration profonde en expulsant tout l'air avec la bouche. Maintenant, respirez uniquement par le nez. Inspirez pendant quatre secondes, retenez votre respiration pendant sept secondes dans vos poumons et expirez lentement pendant huit secondes par la bouche ouverte. Pour mieux prendre cette habitude, utilisez cette respiration à d'autres moments, lorsque vous sentez que vous avez accumulé de la tension, et ensuite comme méthode pour induire le sommeil le soir.

LE MANUEL DU LANGAGE CORPOREL

Découvrez les techniques de communication non-verbale, comment analyser les autres et interpréter les expressions corporelles.

Angela Rivoli

INTRODUCTION
LE MANUEL DU LANGAGE CORPOREL

Nous avons toujours beaucoup de doutes lorsque nous essayons de lire les signaux du corps d'une autre personne, car il y a tellement d'études, de livres divers et de guides différents sur le sujet que cela risque de dérouter même les plus expérimentés. D'année en année, le catalogue des signaux corporels à prendre en compte s'élargit encore, alors qu'il y en a déjà tant, les aisés à remarquer, les plus petits, les micro-expressions et ainsi de suite. Et pourtant, malgré toutes les informations dont nous disposons sur le sujet, aujourd'hui encore, de nombreuses personnes ne parviennent pas à comprendre à quoi il est préférable de faire attention lors de la lecture des signaux corporels. Nous ne savons pas par où commencer, comment mener l'analyse et comment la terminer. Dès que nous avons besoin de lire les signaux du corps d'une autre personne, nous nous retrouvons désorientés et nous oublions ce que nous avons appris de la théorie. En outre, il faut savoir comment utiliser les compétences dans la pratique, comprendre lorsque nous sommes analysés ou à quel moment il est préférable d'observer les autres. Toutes ces connaissances sont très utiles au 21e siècle, où la plus grande attention possible est accordée précisément à la communication entre les personnes.

Aujourd'hui, le mot et le geste sont les armes les plus importantes d'une personne. Ils ont complètement pris la place des épées ou des fusils. Les accords commerciaux les plus importants sont signés précisément grâce à la parole, c'est la base de la diplomatie, du commerce, et même du monde de la politique. Un geste peut calmer, attaquer, offenser. Grâce au langage corporel, il est possible de mieux s'expliquer et en analysant celui de l'interlocuteur, nous pouvons développer l'aspect intuitif de nos pensées, comprendre les sentiments qui l'animent et comprendre ce qui pousse l'autre personne à effectuer certaines actions. Par conséquent, nous devons comprendre comment parler aux autres, comment faire des gestes, comment comprendre ce qu'ils veulent et bien d'autres choses encore. Le faire n'est pas aussi facile qu'il y paraît à première vue, car il existe diverses règles et de nombreux facteurs à considérer. Analyser les gestes, les mouvements involontaires, les minuscules expressions et les mots des autres, est très difficile. Certaines personnes mettent plusieurs années à développer une capacité adéquate à lire les signaux corporels, tandis que d'autres ne parviennent pas à atteindre un niveau optimal, même après une longue période.

Ce manuel sur le langage corporel a été créé spécialement pour ceux qui souhaitent améliorer leurs compétences, comprendre plus en profondeur d'où proviennent les signaux corporels des autres, ou commencer leur propre formation. En outre, ce guide explique également comment utiliser son propre langage corporel pour influencer les autres et comment s'appuyer sur la parole pour atteindre ses objectifs, que ce soit dans la vie sociale ou dans d'autres domaines.

Après tout, l'importance de la communication écrite, verbale, para-verbale, ou bien non-verbale, ne peut pas être remise en question, car elle permet de créer des liens très importants. C'est pour cette raison qu'un large éventail d'entreprises fait désormais appel à des professionnels de la communication et du langage corporel. D'autres entreprises organisent des cours de formation spéciaux pour enseigner aux personnes intéressées les bonnes compétences. Pourtant, c'est toujours une sorte d'art, celui que vous devez apprendre graduellement, jour après jour. Être capable de lire les signaux du corps des autres, mais aussi maîtriser les signaux du sien, est peu différent du travail d'un bon détective ou d'un acteur.

Cette introduction consciencieuse ayant été faite, continuons à découvrir toutes les particularités liées au langage corporel.

CHAPITRE 1
QU'EST-CE QUE LE LANGAGE CORPOREL ET COMMENT SE MANIFESTE-T-IL?

La raison d'une telle renommée et d'un tel intérêt pour cette discipline est sa nature scientifique. Grâce aux connaissances dont nous disposons, nous sommes capables d'interpréter les signaux du corps d'une autre personne avec un très haut degré de précision, à tel point que ses gestes pourraient nous en dire plus que ses paroles. Le langage verbal, en outre, peut mentir. Nous disons tous des mensonges et il est pratiquement impossible de découvrir qu'il s'agit de contrevérités, mais en analysant le langage corporel, nous sommes en mesure de dire quand une personne ment, car elle manifeste involontairement certains signaux.

De même, l'étude des signaux corporels est utile pour comprendre si ce que l'on dit correspond à ce que l'on a en tête. Dans la pratique, elle sert à souligner davantage le sens de ce qui est exprimé verbalement, comme il arrive souvent qu'une personne dise une chose alors qu'elle en pense une autre, et dans d'autres cas, des problèmes de malentendus surviennent. Une personne dit « blanc », alors que l'autre entend « noir », mais leur capacité à analyser les signaux corporels leur permet de se rendre compte qu'il y a peut-être un malentendu. En apprenant à interpréter correctement le langage corporel, nous remarquons les écarts entre les gestes et les paroles d'un individu. Avec les bonnes compétences, nous pouvons deviner si une personne essaie de nous tromper, grâce à ce même langage corporel. Effectivement, c'est toujours possible, surtout si notre interlocuteur est une personne instruite, qui connaît les nuances de la communication non-verbale et est capable de les utiliser à son avantage. Cela dit, c'est généralement une tâche complexe.

Les expressions faciales, les gestes involontaires, la posture et de nombreux autres aspects, par exemple, la fréquence des clignements d'yeux, permettent de savoir si une personne dit la vérité, si elle est tendue, si elle a sûrement d'autres pensées en tête ou si elle est simplement pressée. Ainsi, nous pouvons nous adapter à l'état émotionnel de l'interlocuteur, comprendre ce dont il a besoin, sentir s'il a des difficultés et modifier sa communication en fonction de l'interlocuteur. Une telle approche présente plusieurs avantages, dans la vie privée et professionnelle, car, en plus d'interpréter les signaux corporels des autres, nous apprenons potentiellement à mieux contrôler les siens. Ainsi, nous pouvons, non seulement, apprendre l'art de se dissimuler aux yeux des autres, mais encore renforcer ses propres propos par une gestuelle ciblée. Toutefois, pour pouvoir le faire, nous devons comprendre ce qu'est le langage corporel et ce dont il dépend. Enfin, toutes les actions involontaires ont une base neurologique et physiologique, ce qui nous permet de mieux interpréter les paroles et les gestes des autres.

Alors, d'où viennent les mouvements involontaires de notre corps ? Du système nerveux parasympathique. Nous effectuons certains mouvements involontairement parce que nous y sommes incités par le mécanisme sous-jacent de notre corps. Les impulsions sont traduites en signaux nerveux précis qui donnent ensuite lieu à des phénomènes tels que la transpiration, une légère accélération du rythme cardiaque, l'agrandissement ou la réduction de la taille des pupilles et un léger tremblement des mains, lorsque nous sommes en colère ou inquiets. Tous ces mécanismes ne dépendent pas de nous et nous ne sommes pas en mesure de les contrôler. Personne ne peut ralentir ou accélérer son rythme cardiaque à volonté et il n'est même pas possible de provoquer une transpiration instantanée de manière indépendante.

De ce point de vue, il est toutefois nécessaire de distinguer les gestes ou les signaux qui peuvent être simulés et qui, par conséquent, ne constituent pas un indicateur sûr, de ceux qui ne peuvent être répétés « artificiellement » en aucune manière et qui indiquent néanmoins une réaction inconsciente. Une action peut être effectuée simultanément, consciemment et inconsciemment, car un grand nombre de nos systèmes corporels se contrôlent en même temps par le système nerveux sympathique et nerveux parasympathique. C'est pour cette raison qu'il est possible d'accélérer artificiellement la fréquence de clignement des cils. Ces personnes peuvent se mettre à cligner des yeux plus rapidement, même « d'eux-mêmes », sans que nous nous en rendions compte. Il en va de même pour le tremblement des mains. Ces dernières peuvent se mettre à trembler inconsciemment lorsque nous sommes soumis à une forte situation de stress, mais les bons acteurs parviennent à simuler des micro-tremblements.

Tout commence par l'esprit. Il réagit à certains signaux et en suscite d'autres, conscients ou inconscients. Il serait utile de comprendre quels signaux sont déclenchés consciemment par notre interlocuteur et lesquels sont créés inconsciemment. Cependant, il s'agit là d'une tâche bien trop avancée pour les débutants et il est préférable de s'en préoccuper à l'avenir. Pour l'instant, concentrons-nous sur les éléments de base.

De plus, il existe également une autre situation qu'il convient de décrire. En présence d'un signal inconscient fort, le sujet commence à le modifier volontairement. Comme nous l'avons vu, cela est possible, car de nombreux systèmes de notre organisme peuvent être contrôlés en même temps, inconsciemment et consciemment. Pour le comprendre, il suffit de penser à la tachycardie susmentionnée. La personne peut s'apercevoir de l'accélération de son rythme cardiaque et essayer de se calmer, donc de ralentir sa fréquence. Mais il faut faire ici une distinction entre ceux qui sont capables de ralentir leur rythme cardiaque et ceux qui ne le sont pas. Il en va de même pour le tremblement des mains ou la transpiration, bien que dans ce dernier cas, il soit presque impossible de l'arrêter.

Il existe une multitude de livres sur l'Internet concernant la possibilité de contrôler les signaux inconscients, mais, concrètement, il est très difficile d'y parvenir. Il n'existe pas une seule étude scientifique sérieuse qui prouve la capacité d'une personne à influencer son système nerveux parasympathique. La science désapprouve ceux qui prétendent pouvoir ralentir ou accélérer leur rythme cardiaque, agrandir ou réduire les pupilles, etc. Il existerait des personnes qui, en raison de leur expérience et de leur connaissance du sujet, ont développé des compétences spéciales grâce auxquelles elles sont capables de rester parfaitement calmes, même lors des conversations les plus tendues ou dans des moments de grand stress. Cependant, il ne s'agit pas de la capacité à maîtriser le système nerveux parasympathique, mais seulement à se contrôler soi-même.

Il est également nécessaire de distinguer les signaux corporels involontaires et inconscients, provoqués par des moyens artificiels, de ceux provoqués par la conversation ou la réaction inconsciente à l'un de nos gestes. Par exemple, si nous marchons avec une personne dans un couloir et que nous entrons dans une pièce fortement éclairée, les pupilles de notre interlocuteur et les nôtres vont instantanément rétrécir. Nous pourrions le remarquer et penser à tort qu'il s'agit d'un signe de réponse du corps à la conversation, en oubliant notre caractéristique physiologique.

Les pupilles subissent le processus de myosis en présence d'une forte illumination, car elles doivent laisser passer moins de lumière dans l'œil. De même, la pupille se dilate lorsque l'éclairage est réduit. En effet, elle doit agrandir sa surface en raison de la faible lumière afin de capter le plus de luminosité possible et nous permettre de voir, y compris dans les environnements sombres. Un autre exemple similaire pourrait être lié à une forte bousculade. Supposez un instant que vous parlez à une personne et soudain vous entendez un bruit intense non loin de là. Il s'agit d'un stimulus qui affecte votre esprit, lequel déclenche alors une réaction physiologique de défense. Le rythme cardiaque s'accélère instantanément et vous vous mettez à trembler légèrement. De cette manière, l'organisme, qui a perçu un signal de danger, se prépare à y faire face. Le sang est envoyé plus rapidement aux muscles et le corps commence à dégager de la chaleur. Si nous disposons d'un thermomètre ultra-précis, nous pouvons vérifier une augmentation de température d'environ un demi-degré.

Il s'agit évidemment de signaux corporels qui n'ont rien à voir avec un dialogue, ni avec des mots ou des gestes. De plus, il s'agit plutôt d'une réaction inconsciente due à d'autres facteurs. Il faut aussi être capable de distinguer le signal corporel dû à la présence d'un autre facteur de stimulation. Les exemples sont si nombreux que nous pourrions écrire une encyclopédie sur le sujet. Pour mettre une conclusion à ce discours, prenons un autre concept. Supposons que nous nous trouvons à une fête et que nous parlons à une personne qui a bu de l'alcool. Comme le savent les professionnels, il s'agit d'une substance chimique qui peut fortement influencer le psychisme d'une personne. Ce dernier devient potentiellement plus gai et heureux, tout en étant moins alerte et concentré. Cela dépend aussi beaucoup de la dose prise. À petites doses, cette substance a un effet euphorisant, tandis qu'à fortes doses, elle a un effet dépressif. Par conséquent, si une personne devient triste ou euphorique au cours d'une conversation, cela ne signifie pas nécessairement que les mots prononcés ont provoqué une telle réaction. Cela signifierait simplement qu'elle a bu de l'alcool et que les réactions physiologiques observées sont dues à l'absorption d'une substance chimique appelée « éthanol ».

Essayons maintenant de comprendre ce que nous voulons dire lorsque nous parlons de langage corporel. Nous avons déjà mentionné plusieurs gestes, conscients et inconscients. Il est possible de les comprendre comme des lettres de l'alphabet, qui forment ensemble une communication non-verbale. Contrairement à ce que nous pensons, à tort, la communication non-verbale ne comprend pas seulement les gestes des mains, les expressions du visage ou la posture. Cependant, tout ce dont nous avons déjà parlé, micro-expressions, mimiques, mouvements inconscients, réduction/dilatation des pupilles, en font également partie.

Il convient d'accorder une attention particulière à ces facteurs, notamment aux moments où sont ressenties de grandes émotions, comme la tristesse, la colère, la peur ou la joie, pour autant que ces sentiments n'aient pas été provoqués par des substances chimiques, comme l'alcool.

Non seulement l'exécution d'un geste peut être importante, mais encore la dynamique de sa réalisation. Il suffit de regarder la vidéo d'un célèbre discours adressé à l'auditoire. Des gestes tels que serrer fortement la main, taper du poing sur la table, montrer une personne du doigt, sont tous des signes qui peuvent souligner davantage l'importance des mots et aider l'auditoire à mieux comprendre.

Dans divers domaines, nous sommes jugés sur l'adéquation entre les mots prononcés et ce que nous disons, également parce que, de l'expression d'une personne, nous pouvons tirer des informations importantes sur son degré d'intérêt pour un projet. À titre d'exemple, supposons que nous présentions une idée à un ou des collaborateurs. Ils disent qu'ils trouvent cela intéressant, mais pendant notre explication, leurs yeux ne sont pas concentrés et, au contraire, ils bavardent avec certains d'entre eux, ils regardent l'écran du PC, la porte, la fenêtre, le climatiseur, s'il y en a un, les autres invités à la réunion, les biscuits sur la table, le stylo et tout le reste. Ce sont tous des signes de manque d'intérêt de la part du ou des employés, qui ne peuvent tout simplement pas rester concentrés.

Il faut par ailleurs considérer que certains gestes peuvent également changer en fonction de la culture. Par exemple, si un Européen nous montre son pouce levé, c'est qu'il veut nous donner un signe d'approbation. Cela signifie qu'il aime quelque chose, mais même dans ce cas, nous devons prendre garde à d'autres signaux. Souvent, dans le sport, un tel signe est fait de manière sarcastique et d'autres caractéristiques corporelles, comme un faux sourire ou un ton de voix ironique, l'indiquent. Un argument similaire pourrait être avancé pour les applaudissements. Nous sommes habitués à les voir comme positifs, mais ils peuvent aussi être interprétés de manière ironique. En Australie, par exemple, le pouce levé peut être interprété comme une insulte envers la personne. Il existe aussi plusieurs pays où le pouce baissé est un signe d'approbation, tandis que le pouce levé est un signe de désapprobation.

La langue des signes nous permet également de communiquer avec des personnes d'autres cultures et d'autres groupes ethniques, à condition d'utiliser un alphabet, si nous pouvons l'appeler ainsi, parfaitement normalisé.

CHAPITRE 2
LES TYPES DE COMMUNICATION ET LES PRINCIPALES DIFFERENCES

Lorsque nous parlons de communication, nous ne pensons souvent qu'à la communication verbale, la fameuse « parole », en oubliant que, que nous le voulions ou non, elle ne représente que 5 % de la communication totale. Ce n'est donc qu'une infime partie. Pour communiquer efficacement avec les autres, pour deviner leurs pensées ou interpréter correctement leurs gestes, nous ne pouvons pas nous empêcher de prendre en compte les deux autres types de communication. Le non-verbal et le paraverbal, ce dernier étant le moins connu.

Parler des nombreuses différences entre les différents types de communication est tout, sauf simple. Beaucoup a déjà été dit sur le sujet et de nombreux livres ont été écrits. Aujourd'hui, il ne s'agit pas d'un sujet comme les autres. Les divergences et les convergences entre les trois plus importantes méthodes de communication représentent une discipline universitaire. Les connaître, c'est aussi savoir utiliser toutes les branches les plus cruciales de la communication, pour ses propres besoins, ce qui est loin d'être simple. Qui plus est, il pourrait même être complexe d'en parler de manière intéressante et non triviale, pour la simple raison que, comme nous l'avons déjà dit plus haut, tant de choses ont déjà été produites et dites sur le sujet, qu'il est difficile de dire quelque chose de nouveau. Ce thème est abordé dans la grande majorité des cours de communication, car, d'un certain point de vue, il représente la base de la communication elle-même. Nous ne pouvons pas apprendre à communiquer sans connaître les principales méthodes pour le faire, sans savoir quelles sont les différences entre les types de communication, comment communiquent les employés, ou l'encadrement, etc. C'est le cœur de l'efficacité de communication et c'est aussi un sujet fondamental pour comprendre ce que représentent les différents types de communication.

Comme nous l'avons déjà mentionné, il existe trois grandes branches de la communication. Le verbal, le non-verbal et le paraverbal.

La communication verbale consiste en « ce qui est dit », les mots qui sortent de la bouche, mais elle peut également couvrir une autre situation, la communication écrite. Cette dernière ne peut pas être considérée comme « verbale » et des discussions sont en cours pour en créer une catégorie distincte.

Par conséquent, la communication verbale, ou écrite, repose essentiellement sur certains facteurs fondamentaux, tels que la construction logique des phrases, le choix des mots, l'utilisation de certains termes particuliers, la manière de commencer la phrase, de la terminer, etc. Les meilleurs communicateurs sont capables de soigner leur communication verbale jusque dans les moindres détails, ce qui fait d'eux des professionnels susceptibles de prononcer des monologues très longs et très efficaces.

Le deuxième type de communication à considérer concerne le paraverbal, qui est la manière de dire quelque chose. Ainsi, l'accent n'est plus mis sur ce qui EST exprimé, mais sur la manière dont CELA est exprimé. La discipline qui étudie la communication para-verbale prend en compte des aspects tels que le ton de la voix, le volume, le timbre et la rapidité avec laquelle les mots sont articulés. En ce qui concerne la communication écrite, les facteurs de la communication para-verbale peuvent concerner l'utilisation de la ponctuation, puisque le rythme du texte lu dépend des virgules et des points.

Enfin, la communication non-verbale distingue... La posture, les mouvements, la position que l'on occupe dans les espaces, distance de l'interlocuteur, zone de l'environnement occupée. Mais également tous les éléments purement esthétiques, y compris les vêtements, la coiffure, la façon dont on prend soin de sa personne. Ce sont tous ces éléments de communication qui ne sont, en aucun cas, liés à la parole de la personne.

Évidemment, lorsqu'il s'agit de communication écrite, cet aspect est perdu. Il est impossible de comprendre, par exemple, comment une chanson a été écrite. On se passe de la « physicalité » et de l'apparence visuelle de l'écrivain ou de l'auteur. Cependant, en faisant le lien avec ce qui a été écrit, d'autres facteurs pourraient être pris en compte, notamment le support sur lequel le texte est écrit, une simple feuille de papier ou un ordinateur, le fait qu'il soit manuscrit ou non, la police utilisée pour l'écriture, la taille des lettres, et même l'écriture. En pratique, toutes les facettes de la communication peuvent être utiles pour se faire une idée du caractère ou des sentiments d'une personne.

En connaissant les facettes de la communication, nous devenons capables d'analyser les autres et de varier notre style de communication. Avec le temps, nous devenons capables de donner à nos dialogues et monologues des aspects différents des aspects habituels. Nous sommes alors en mesure de rendre notre communication plus hétérogène et multiforme, en la rendant plus adaptée aux préférences des interlocuteurs. Par exemple, au fil du temps, on peut ajouter des gestes ou des mouvements particuliers qui sont « caractéristiques » du communicateur. Ce facteur peut être difficile à comprendre, mais il suffit de penser à n'importe quel jeu ou sport. Ceux qui disposent d'un large éventail d'outils et de moyens dans leur arsenal sont meilleurs. Par conséquent, plus vous pouvez utiliser d'éléments dans votre communication, plus celle-ci sera efficace. Après tout, la tâche d'un bon communicateur est aussi de savoir varier les intonations, les pauses, les mouvements, les postures et les expressions faciales. Bien que chaque professionnel ait son propre style, en réalité, ils abordent toutes les conversations d'une manière différente et personnalisée.

Un autre avantage de connaître ces méthodes de communication et de les utiliser sur le terrain est la possibilité d'aligner la communication verbale sur la communication para-verbale et non-verbale. Ces éléments créent une communication unique. Les gestes et l'intonation que nous utilisons sont des facteurs qui peuvent également influencer la manière dont les mots prononcés parviennent aux oreilles des auditeurs. Si nous ne parvenons pas à faire correspondre notre physique, expressions du visage, mouvements des mains, posture, au contenu de ce que nous disons, c'est-à-dire au sens des mots, nous ne pourrons jamais communiquer efficacement.

Il n'est pas nécessaire d'être un professionnel de la communication pour se rendre compte que si nous voulons susciter un certain intérêt chez nos auditeurs, nous devons savoir utiliser tous les outils de communication. N'utiliser que les outils verbaux limitera considérablement notre efficacité communicative et nous pourrons même avoir des problèmes par la suite. Nous ne disons pas que choisir les meilleurs mots n'est pas important, loin de là. Ce que nous voulons dire, c'est qu'il est important de s'occuper de la communication dans son ensemble, au lieu de se préoccuper uniquement du choix des mots. Pensez à une leçon d'histoire. Il existe des moyens de transmettre des informations aux auditeurs, et tenir un long monologue monotone n'est pas toujours la meilleure approche.

Outre l'utilisation des mots, il faut donc aussi savoir jouer avec sa voix, accentuer certains termes ou syllabes ou attirer l'attention des auditeurs sur d'autres points. Pour un bon communicateur, la voix est un outil très important, comme pour tout chanteur. Vous gérez en conséquence le volume, les pauses, la hauteur, la vitesse, ainsi que les mouvements du corps, qui sont également utiles pour transmettre un certain intérêt aux auditeurs. Savez-vous pourquoi les magiciens bougent souvent leurs mains ? Parce que les mains servent à détourner et à capter l'attention. Lorsque les magiciens font des mouvements avec leurs bras et leurs mains, l'attention de toutes les personnes est concentrée sur un point et la même réaction se produit dans la communication. Les mouvements des bras ou les mouvements sur scène servent à « jouer » avec l'attention des autres, à la maintenir à un niveau élevé et à faire naître des concepts particuliers dans l'esprit des auditeurs ou à les motiver à écouter.

CHAPITRE 3
COMMENT RECONNAITRE UN MENSONGE

L'une des premières choses qui devrait être enseignée aux personnes qui veulent apprendre le langage corporel concerne la capacité à détecter les mensonges. Détecter si votre interlocuteur vous ment n'est pas très difficile, mais vous devez vous souvenir de quelques facteurs particuliers qui vont vous aider à détecter les mensonges. Tout d'abord, il vous suffit de savoir qu'une personne entend en moyenne environ quatre-vingt-dix mensonges par jour, le nombre variant de dix à deux cents, en fonction de la zone géographique et des canaux de communication utilisés. Les mensonges peuvent provenir de n'importe quelle source. Radio, télévision, voisins, journaux, collègues de travail, parents, etc. Chaque jour, nous sommes donc littéralement inondés de mensonges. Il nous en est raconté tellement, à différents moments et tout au long de la journée. Nous sommes harcelés par des mensonges, du matin au soir, nous ne pouvons tout simplement pas distinguer le vrai du faux. À ce fait s'en ajoute un autre. Lorsque deux inconnus sont en conversation en essayant d'être sincères, la quantité des mensonges racontés augmente.

C'est un fait statistique, aussi curieux que cela soit, mais cela ne s'applique pas à tous les environnements. Par exemple, si deux étudiants inconnus se rencontrent à l'université, ils ne se raconteront guère de mensonges. Cette règle s'applique plutôt et surtout aux environnements de travail, fréquentés par des adultes. Enfin, un autre fait s'impose à notre esprit. Des étudiants, en université, qui parlent à leurs parents prononcent un mensonge pour cinq déclarations. Ainsi, si un étudiant doit parler à son père et faire dix déclarations, avec une forte probabilité, deux d'entre elles seraient incorrectes.

Déjà, à partir de ces modestes données, nous pouvons nous rendre compte qu'il faut trouver une parade contre le mensonge, pour comprendre en quoi ce qui a été dit est faux.

Bien entendu, des techniques avancées, utilisées par exemple par les psychologues de la police, peuvent également être utilisées pour séparer les mensonges des vérités. Cependant, il s'agit de sujets avancés qui ne peuvent être appris qu'après avoir compris les bases. Une fois que nous sommes capables de deviner si notre petit frère ment lorsqu'il parle d'une tâche qu'il n'a pas accomplie, nous pouvons alors envisager d'acquérir d'autres compétences.

Alors, quelle est la première chose à regarder lorsque vous voulez savoir si quelqu'un vous ment ?

Tous les professionnels s'accordent à dire que l'attention doit être portée principalement sur les yeux. Une personne qui ment aura tendance à rompre souvent le contact visuel. Elle baissera son regard, le dirigera ailleurs, essaiera de regarder d'autres personnes. Cependant, un bon manipulateur connaît ces techniques et sait que la présence d'un mensonge fait détourner le regard. C'est pour cette raison qu'il est en mesure de faire exactement le contraire pour vous faire croire qu'il ne ment pas. Il s'agit généralement d'un regard très froid, utilisé presque comme si vous voulez arriver à contrôler quelqu'un. Un tel regard est direct, mais en aucun cas sincère. Nous pouvons percevoir qu'il s'agit d'un menteur précisément à cause de la froideur des yeux.

Outre la direction du regard, nous pourrions également prendre en considération la vitesse à laquelle les paupières se ferment. Si votre interlocuteur ferme les paupières pendant une seconde, c'est probablement parce qu'il a menti et qu'il essaie de cacher ses yeux ou parce qu'il sait qu'il dit un mensonge et qu'il essaie de se calmer. Quand il le fait, il prend généralement une grande inspiration, l'expire et cela ralentit la vitesse à laquelle ses paupières se ferment sur son œil.

Un expert peut s'en apercevoir, car normalement, la vitesse à laquelle les paupières clignent varie de 0,10 à 0,40 seconde. Si l'intervalle de temps apparaît plus important, nous pouvons supposer que la personne a menti, qu'elle a essayé de se contrôler et de se calmer, et qu'elle a donc ralenti, sans le savoir, la vitesse des paupières.

Le problème, dans ce cas de tentative de détection, est le besoin d'observer l'autre personne. Car... Observer l'autre personne risque de la rendre nerveuse. N'importe qui peut se sentir menacé s'il est dévisagé par un autre individu. Par conséquent, notre comportement doit rester parfaitement détendu. Il faut éviter de rendre nerveuse la personne que nous analysons, sinon toute notre observation reste vaine.

Une attention particulière doit également être accordée à la respiration, qui, malheureusement, est souvent négligée en tant qu'indice précieux. Malheureusement, son analyse n'est pas aussi facile que dans d'autres cas, car il faut remarquer une augmentation de la fréquence respiratoire, le sujet respirant plus souvent, ou des volumes respiratoires, il essaie de faire entrer plus d'air dans ses poumons. Si une personne ment, elle peut commencer à respirer plus profondément. Il s'agit d'une action automatique, pratiquement incontrôlable et réflexe, car elle dépend de la volonté du sujet de se calmer. Sa respiration change donc, ses épaules se soulèvent légèrement et, étant donné le changement de flux de respiration, sa voix peut aussi devenir différente, plus superficielle. À cela, s'ajoute un certain manque de souffle. En raison de la modification du rythme des battements cardiaques, l'impression de manquer d'air peut se faire sentir, malgré une oxygénation accrue du sang. C'est un état courant chez les personnes qui deviennent tendues lorsqu'elles mentent.

Un autre facteur à prendre en compte est la position de la tête. Lorsqu'une personne non préparée raconte un fait contenant un mensonge, elle a tendance à bouger la tête, surtout lorsqu'elle répond à une question directe. Les mouvements auxquels il faut prêter attention sont ceux dirigés vers le côté ou vers l'arrière. Le sujet abordé ne doit pas faire se retirer la tête ni s'incliner trop vers l'avant, car de telles réactions se produisent, surtout lorsque la question est embarrassante ou directe.

Parmi les éléments à analyser lors de la recherche de mensonges, la bouche, précieuse alliée, se distingue également. Lors d'un mensonge, la bouche peut être souvent essuyée. Il s'agit d'un autre mécanisme de réflexe, automatique, de notre organisme. Effectivement, lorsque nous sommes agités, notre corps a tendance à se déshydrater. C'est la raison pour laquelle des étudiants face à un examinateur peuvent avoir la bouche sèche et que, lors d'un entretien d'embauche important, les candidats ont la possibilité de boire un verre d'eau. Pour surmonter cette gêne, le sujet supposé menteur, peut resserrer légèrement ses lèvres afin d'atténuer la sensation de sécheresse. Les lèvres doivent être finement observées, car si elles sont très serrées, nous pouvons supposer que l'individu a menti et, ou bien, est devenu nerveux.

Il ne faut pas oublier de vérifier également les mouvements du corps. Lorsqu'une personne devient nerveuse, elle s'agite et, par conséquent, bouge davantage. Ses mouvements peuvent devenir soit plus brusques, soit plus rapides, soit... les deux ! D'autre part, une posture ferme, mais trop rigide, peut également suggérer la présence d'un mensonge, car le corps se prépare alors à une sorte de combat. Les muscles sont contractés, le sujet cherche à se calmer et se met en condition, pour aller à la confrontation. Pour exclure la possibilité d'un mensonge, il est nécessaire de prêter attention à d'autres facteurs. En particulier, une conversation normale présuppose la nécessité de bouger le corps lentement et sans mouvements trop brusques, et, dans la plupart des cas, il s'agit de mouvements inconscients. En pratique, si la personne est trop raide et trop posée, c'est qu'elle a quelque chose à cacher. C'est un état très proche de celui des joueurs de poker lorsqu'ils bluffent.

Outre les gestes du corps, nous pouvons pareillement analyser les mots prononcés. Par exemple, les personnes qui mentent ont tendance à répéter les mêmes phrases encore et encore. Leur discours est une sorte de cercle fermé, une tautologie constante. Ainsi, les individus de mauvaise foi tentent de se convaincre eux-mêmes et de convaincre les autres qu'ils ont raison. Ils essaient de valider ce genre de mensonge dans leur propre esprit.

C'est un peu comme la situation de l'élève qui n'a pas étudié pour préparer le devoir en classe, l'enseignant lui demande pourquoi il ne l'a pas fait et il répète qu'il a étudié, mais qu'il a tout simplement tout oublié. De plus, la répétition des mots permet au menteur de gagner du temps en essayant d'analyser la situation et peut-être de trouver des réponses plus convaincantes.

Enfin, la quantité d'informations fournies par le menteur est également remarquable. Dans certains cas, c'est vraiment absurde. En effet, au lieu de dire un mensonge, il en est dit plusieurs, en espérant que l'auditeur pensera que parmi les nombreuses choses exprimées, se trouve forcément une part de vérité. Les meilleurs menteurs essaient de construire, non pas un simple mensonge, mais une histoire pleine de mensonges, une histoire complètement fausse. Il est cru, à tort, qu'en parlant beaucoup et en enrichissant tout un discours d'une foule de détails, les auditeurs peuvent le croire.

Cette tactique fonctionne souvent, mais avec des personnes préparées, elle est totalement inutile et peut même être contre-productive. En effet, lorsque nous écoutons une histoire pleine de détails qui foisonnent, nous pouvons facilement deviner que la personne les ajoute dans un seul but de « colorer » son récit, car... C'est fondamentalement faux !

Il ne suffit donc pas d'observer un seul signe du mensonge pour être sûr de sa présence. Il est préférable de vérifier deux ou trois signes pour s'assurer que l'autre personne dit effectivement un mensonge. Il convient d'évaluer l'ensemble des signes et non un signe pris individuellement.

CHAPITRE 4
INFLUENCER LES AUTRES AVEC LE LANGAGE NON-VERBAL, EST-CE POSSIBLE?

Lorsque nous parlons du langage corporel, nous oublions souvent l'une de ses parties les plus importantes. Il s'agit de la capacité d'interagir avec le subconscient des autres, en influençant les décisions des autres par le biais de ses propres gestes et de son comportement. Il s'agit d'une conception plutôt étrange, qui est ignorée et négligée, mais qui représente toutefois une solide réalité. Bien sûr, nous pouvons débattre de la moralité de cette action, mais en fait, cette utilisation est possible. La possibilité d'influencer les autres par son comportement n'est pas un fantasme que nous pouvons trouver sur Internet. C'est au contraire, un fait scientifique qui fait partie de ce que nous appelons la « psychologie noire », une discipline utilisée dans de nombreux domaines. Selon les statistiques et les recherches, une bonne communication non-verbale, en plus de la communication verbale, peut considérablement augmenter les chances de succès, dans les affaires ou le commerce. De plus, le langage corporel influence toujours les relations avec les autres personnes.

C'est une vérité certaine, que nous ne pouvons ignorer. Que nous le voulions ou non, tous les gestes posés, même les plus petits, sont capables d'influencer tout interlocuteur. Nous ne nous en rendons pas compte et c'est généralement une vérité que nous ignorons, mais pour le meilleur ou pour le pire, il en est ainsi. Les enseignants du secondaire et les professeurs d'université influencent les élèves par leurs gestes et leurs attitudes corporelles.

Toute influence s'exerce non seulement dans la vie professionnelle, mais aussi dans la vie privée. L'attention est portée non seulement sur les gestes des mains, mais aussi sur les expressions du visage. La colère, la prudence, le calme, la concentration, la perplexité... Tous ces détails sont capables de faire changer l'opinion que les interlocuteurs ont d'une personne, en se faisant une idée sur des caractéristiques telles que la capacité à inspirer confiance aux autres ou l'empathie.

Savez-vous pourquoi les Italiens sont considérés comme des émotifs? Principalement en raison de leur tendance à accompagner toute parole de gestes. Les mouvements de leurs mains créent une sorte d'atmosphère, les font paraître dignes de confiance ou suspects, ou dangereux, ou bien suscitent un intérêt accru. En bref, non seulement les mots, mais aussi tous les autres éléments de la communication, sont capables de conditionner l'issue de toute négociation et d'influencer une relation professionnelle.

Nous croyons à tort que ces facteurs n'affectent que les personnes inconnues et ont moins d'effet sur celles que nous connaissons, mais ce n'est pas le cas. Même au sein d'une même entreprise, d'une même classe ou d'une même équipe, ces techniques ont un effet considérable. Ceux qui pensent le contraire se trompent et ne connaissent probablement pas les mécanismes par lesquels l'influence des autres s'exerce. Il suffit de prêter attention aux détails d'une communication, de voir les éléments qui influencent la façon dont l'autre partie interprète les signaux envoyés, et de quelle façon elle est capable de les comprendre.

Une petite précision s'impose également, car beaucoup de personnes pensent que la capacité à influencer les autres par des gestes équivaut à de la tromperie. Pour faire court, nous essayons d'influencer les décisions des autres et nous pensons que ce n'est pas bien de le faire.

Nous oublions cependant que tous les outils de marketing, pour ne citer qu'un exemple, sont basés sur les techniques de programmation neurolinguistique et, par conséquent, par ailleurs, sur les gestes ou la communication non-verbale. En outre, il ne s'agit pas de tromper les autres. Les gestes ou autres éléments de communication non-verbale ne font qu'accentuer le message à transmettre. Ils servent à mettre en valeur un concept exprimé, à le souligner. Les gestes accompagnant la parole permettent tout simplement de souligner davantage ce que nous disons. C'est tout ce qu'il faut pour communiquer efficacement avec les autres et récolter divers avantages commerciaux. Dans le monde des affaires, la gestuelle est très courante et il existe par ailleurs plusieurs entreprises dans lesquelles la communication se déroule avec une règle précise. Ne pas « gesticuler », comprenez, pas de geste à l'excès, car l'interlocuteur peut se sentir victime des techniques de communication non-verbale et s'en offusquer. Ces techniques sont pareillement, et fréquemment, utilisées pour augmenter l'opinion positive des autres, sur la personne qui utilise ces méthodes, mais il faut prêter grande attention, pour la raison expliquée précédemment.

En réalité, dans certains cas, la capacité d'influencer les autres peut être considérée comme positive, mais il existe diverses situations dans lesquelles il est préférable de l'éviter. Il s'agit toutefois d'un facteur à prendre en compte, surtout si vous utilisez fréquemment de telles techniques. Tôt ou tard, vous risquez de rencontrer une personne qui se rendra compte de « l'attaque » psychologique et pourra réagir de manière agressive. Notamment, lorsque la gestuelle est exagérée, vous courez le risque d'être pris en défaut face à ceux qui connaissent ces techniques et sont capables de répondre de la bonne manière. Pour faire court, il faut savoir quand les utiliser et quand s'en passer. En les utilisant très, ou trop, fréquemment, vous risquez de faire comprendre aux autres votre désir de les manipuler.

La communication non-verbale revêt une grande importance, essentiellement lors de la première rencontre avec une personne, car c'est le plus important vecteur, permettant de se faire une idée de la personne à laquelle vous vous adressez. Vous examinez l'individu dans son ensemble. Vous considérez la manière dont il est habillé, dont il parle, dont il fait des gestes, ce qu'il observe, etc. Vous vous en faites une idée précise, à partir d'un large éventail de détails qui forment une image nette et sans ambiguïté. C'est pour cette raison qu'il est important de mettre en œuvre des connaissances sur la communication non-verbale dès le début d'une rencontre avec quelqu'un.

Un argument similaire s'applique lorsque nous devons tenir une réunion importante, peut-être avec les membres de notre équipe de travail ou avec des clients potentiels. Nous nous concentrons sur ce que nous voulons dire, car il est de la plus haute importance, pour nous, de pouvoir communiquer de manière à être facilement compris et précis. Le groupe auquel nous nous adressons doit comprendre l'essence du discours. Pour cette raison, nous mémorisons les points les plus importants de ce qui constituent les arguments que nous allons devoir présenter et nous essayons également de parler devant un miroir, afin d'être particulièrement clair, convaincant et persuasif.

Nous oublions cependant que le public évalue également la communication du corps. L'espace que nous occupons dans la pièce, les expressions de notre visage, la façon dont nous prenons la pose. Tous ces facteurs sont d'une importance capitale, car ils donnent plus de valeur aux mots prononcés. En particulier, l'utilisation des mains, pour souligner les concepts exprimés, est très importante. Souvent, ce n'est pas tant notre conviction qui joue un grand rôle, mais ce qui concerne les gestes. Nous pouvons par ailleurs ne pas être convaincus par un projet, que nous avons toutefois à défendre et pourtant, avoir l'impression qu'il s'agit d'une grosse perte de temps. L'important est de ne pas transmettre cette pensée aux autres, au risque de les démotiver, ce qui les finit par les rebuter. Ainsi, nous ne sommes tout simplement pas en mesure d'aider les gens à faire face aux problèmes avec courage et nous les décourageons.

Mais alors... À ce moment-là, ne serait-il pas préférable de ne pas parler du tout ? N'est-il pas, parfois, préférable d'éviter la communication que de la faire mal ?

Quoi qu'il en soit, il faut savoir communiquer efficacement pour persuader les autres, et pour ce faire, il faut s'intéresser à un concept appelé « proxémique ». Lorsque nous parlons de proxémique, nous évoquons alors une discipline précise qui étudie la disposition et position de notre corps dans l'espace et la manière dont nous interagissons avec les autres. Un bon exemple est celui d'un orateur qui, au cours d'un monologue, se déplace sur la scène en allant d'un côté à l'autre et vice-versa. Cette personne utilise des techniques proxémiques pour occuper plus d'espace, avoir une plus grande proéminence et ainsi mieux convaincre ses interlocuteurs de ses arguments. Cette discipline est basée sur un concept connu depuis de nombreuses années et qui fait partie de l'être humain, dans ses comportements les plus anciens. Nous avons tous tendance à protéger un certain territoire que nous considérons comme étant le nôtre. Et si cela peut paraître anodin et sans particularité, il suffit de penser à la communication, au cours de laquelle nous mettons en œuvre pratiquement les mêmes mécanismes relatifs à la protection de notre environnement.

Ce concept s'applique non seulement à la situation dans laquelle un orateur parle depuis une scène, mais aussi lorsque nous nous adressons à un interlocuteur. En effet, si ce dernier a tendance à essayer de se rapprocher de nous, notre réaction naturelle est de nous éloigner instinctivement. Il entre dans notre territoire et nous commençons à ressentir une certaine antipathie à son égard. Nous souhaitons nous réfugier dans un endroit sûr, puis, en même temps « repousser la menace ». Notre zone de sécurité est une frontière imaginaire qui n'existe pas de façon tangible. Pourtant, nous avons encore tendance à la maintenir existante en repoussant les personnes qui s'en approchent de trop près.

Si vous souhaitez influencer quelqu'un, la première chose à faire est de respecter son espace personnel, mais souvent, vous aurez tendance à faire exactement le contraire, en adoptant une attitude agressive, ou interprétée comme, pour persuader quelqu'un. Vous entrez dans le territoire de cette personne et vous avez tort, car lorsque votre interlocuteur se sent menacé, vous déclenchez une réaction naturelle tout à fait compréhensible et avez tendance à devenir agressif à votre tour.

Un mécanisme particulier est déclenché, grâce auquel la menace n'inquiète pas et ne fait pas peur. Évidemment, cela dépend en grande partie du caractère du sujet. Il est vrai que certains d'entre nous peuvent être effrayés lorsque quelqu'un entre soudainement dans notre zone de sécurité, mais dans la plupart des cas, nous avons tendance à réagir à bon escient dans ce cas.

La proxémique met en évidence et distingue quatre types de distances qui portent le même nom, « les distances proxémiques ».

La première d'entre elles est la distance « intime », appelée ainsi parce qu'elle est typique des amoureux. Elle va de 0 à 45 centimètres et est classique pour ceux qui, par exemple, veulent s'embrasser. Cependant, cette distance peut également se retrouver entre deux personnes proches d'un affrontement. Il suffit de penser aux footballeurs qui, dans un moment de colère, entrent en contact proche, utilisant leurs têtes.

La distance « personnelle » est la distance normale, typique pour des amis, et varie de 45 à 70 centimètres, pouvant aller jusqu'à un mètre.

Il y a ensuite la distance « sociale », qui est pareillement normale et qui va de 120 centimètres à environ 2 mètres. Il s'agit de la distance existante entre deux collègues de travail ou entre deux étudiants discutant d'un projet.

Enfin, nous observons la distance « publique », qui est généralement supérieure à 2 mètres. Cette dernière peut changer en fonction d'un large éventail de facteurs et dépend par ailleurs de l'événement auquel nous assistons. Par exemple, lors des fêtes, cette distance diminue notoirement, à tel point que nous pouvons même nous retrouver souvent au coude-à-coude avec un autre individu.

Dans tout langage corporel, les distances proxémiques doivent être respectées, surtout si nous ne voulons pas nous heurter aux problèmes déjà expliqués ci-dessus. L'interlocuteur peut se sentir menacé et intimidé par notre comportement. Tout cela pourrait nous poser divers problèmes et un autre aspect important doit de plus être pris en compte... La distance proxémique peut changer en fonction de la culture à laquelle nous appartenons ou du caractère et de la culture de l'interlocuteur. Il s'agit d'un ensemble de facteurs susceptibles d'affecter la distance de communication et de rendre, même un professionnel, incapable de communiquer efficacement.

Lorsque nous approchons quelqu'un en essayant de lui transmettre nos idées, de le persuader ou de le convaincre que nous avons raison, nous ne pouvons nous empêcher de chercher la bonne distance. C'est un peu comme dans un match d'arts martiaux, finalement. Ainsi, pour combattre, il faut d'abord calculer la bonne distance pour le faire. Si nous sommes trop près, nous risquons de ne pas avoir l'effet souhaité et, en fait, nous pourrions provoquer une réaction de colère et d'agressivité. Si nous sommes trop loin, nous ne pouvons pas atteindre notre cible. Dans le domaine de la communication, il en va de même. Pour persuader quelqu'un, il faut rester calme, garder une distance de sécurité, tout en étant capable d'influencer l'individu.

Une fois la bonne distance trouvée, nous passons à l'utilisation des gestes. Comme mentionné précédemment, il s'agit de véritables outils, d'armes qui peuvent agir sur les émotions, la perception et la mémoire des autres. Bien souvent, nous faisons des gestes sans nous en rendre compte. Il suffit de penser à la situation lorsque nous parlons au téléphone. Mais si nous souhaitons le faire de manière ciblée, il nous faut connaître les gestes et leur action sur l'attention des interlocuteurs.

Parmi les nombreux gestes, il suffit de se souvenir des bras croisés. Il serait vain de le nier. Il est universellement connu comme étant un signe de fermeture envers l'interlocuteur. Cependant, il faut par ailleurs prêter attention à d'autres aspects, comme nous l'avons déjà mentionné. Un signal ne suffit presque jamais à identifier un comportement à 100 %. Il faut également prêter attention à l'expression du visage, car s'il est tendu ou ennuyé, cela signifie que nous avons affaire à un grand désintérêt. Dans ce cas, nous ne pouvons pas communiquer efficacement et devons d'abord essayer d'ouvrir notre interlocuteur, à la conversation qui débute.

Il existe pareillement un autre cas de figure aussi important que le précédent. Les bras croisés peuvent simplement servir à la personne à maintenir sa concentration à un niveau élevé. Dans ce cas, l'expression du visage sera d'une concentration extrême et la personne fera des gestes avec la tête pour accompagner le discours prononcé. Ce n'est qu'un exemple parmi tant d'autres, mais il est utile de comprendre avant tout que certains gestes, pris individuellement, ont une signification, mais que, lorsqu'ils sont observés et contrôlés dans leur ensemble, ils prennent un sens différent. L'habileté du manipulateur réside par ailleurs dans sa capacité à analyser la situation à 360°, afin de comprendre l'ensemble des gestes effectués.

Ces considérations s'appliquent non seulement à la compréhension de la signification des gestes d'autrui, mais aussi à la possibilité d'influencer les autres, en agissant sur leur subconscient. Nos gestes inconscients sont interprétés de manière très précise par l'inconscient de l'autre personne, mais s'ils étaient faits de manière contrôlée, l'interprétation ne changerait pas du tout. Si nous haussons les épaules, nous communiquons notre insécurité à notre interlocuteur. D'où aussi notre difficulté à le convaincre de quoi que ce soit.

Cela dit, quels sont les gestes à utiliser lors de la communication ?

Geste de la main vers l'avant, la paume tournée vers le haut. Ce geste est utile pour indiquer à l'autre personne que nous voulons lui communiquer quelque chose de manière positive. Ce n'est pas un geste agressif et il est fait de manière généralement calme. Il indique clairement une ouverture au dialogue et incite l'autre personne à s'ouvrir. Il ne doit pas être exécuté avec les deux mains, comme le font certaines personnes, car cela créerait un problème de « sur-accentuation » du geste. Il serait trop mis d'accent sur notre désir de communiquer quelque chose avec nos mains et l'autre personne pourrait être contrariée.

1) Un signe de la tête affirmatif. Signe d'attention et de respect envers l'interlocuteur. Il sert à affirmer que nous l'écoutons et à souligner notre intérêt pour ce qu'il dit. En même temps, il est également utile pour souligner ce que nous disons. Comme les autres gestes, il ne doit pas être fait trop brusquement ou avec beaucoup d'empressement, car il pourrait être interprété à tort comme un signal nerveux.

2) Faire un geste après avoir enlevé les lunettes. Si vous souhaitez influencer encore plus l'interlocuteur, il est possible d'enlever ses lunettes si vous en portez. Cela crée un contact visuel direct avec l'interlocuteur, marquant ainsi votre ouverture à la parole. En outre, de petits gestes effectués avec un autre objet, au lieu de lunettes, vous pourriez utiliser un simple stylo, permet de catalyser l'attention de l'interlocuteur sur vous.

3) Les paumes des mains tournées vers soi. C'est une invitation à la compréhension mutuelle et à une coopération plus étroite. Ce geste indique que les mots viennent « du cœur » et peut également être interprété comme un signe de fiabilité, de clarté et de transparence. Les communicateurs professionnels utilisent ce geste surtout lorsqu'ils veulent faire comprendre à leur interlocuteur qu'ils ne représentent pas une menace et qu'ils parlent de manière totalement spontanée et sincère, sans arrière-pensée, ce qui en fait l'un des plus adaptés à ceux qui veulent mettre en place une communication efficace.

4) Geste des paumes des mains tournant rapidement. Celui-ci est très connu et utile au professionnel pour communiquer à son interlocuteur son souhait d'être bien compris. C'est le geste que font souvent les personnes qui expliquent un concept et craignent d'être peu ou pas du tout comprises. En utilisant ainsi leurs mains, elles transmettent leur désir de clarté. Dans ce cas, le geste est très actif et signale également le désir de sincérité de l'auteur de la communication. Au cours d'un dialogue dans lequel vous voulez atteindre un certain objectif, c'est le geste nécessaire pour communiquer la confiance. Dans ce cas également, les paumes ne doivent pas être tournées trop rapidement, afin de ne pas créer de tension.

5) Les paumes sont tournées vers le haut, mais les doigts sont légèrement pliés, disons semi-pliés. C'est le geste des dirigeants, de ceux qui savent qu'ils communiquent avec une personne d'un échelon social inférieur. Il indique la volonté de dominer et de contrôler la situation. Dans un dialogue, cette position des mains pourrait signifier la volonté de contrôler l'interlocuteur et de le pousser à prendre une décision positive pour le communicateur ou de le rapprocher de lui. Effectivement, les doigts légèrement pliés indiquent précisément le désir d'attirer l'autre personne. Comme les autres gestes similaires, il influence le subconscient de l'interlocuteur.

6) Regarder par-dessus les lunettes. C'est le dernier geste expliqué ici et il ne devrait être utilisé que par des personnes dont le travail ou un rôle est certainement supérieur à celui de l'interlocuteur. C'est aussi un geste d'agression. Regarder par-dessus des lunettes, lorsqu'elles sont abaissées sur le nez, provoque une plus grande tension psychologique chez l'autre personne, qui se retrouve quelque peu désorientée, victime d'une attaque psychologique soudaine.

Les gestes indiqués ici sont les plus fréquemment utilisés dans la communication, mais il en existe également beaucoup d'autres qui ne sont pas souvent utilisés ou qui ne sont pas utiles pour l'influencer, mais qui sont utiles pour comprendre les émotions ou lire les pensées.

CHAPITRE 5
PETIT DICTIONNAIRE DES GESTES

Pour interpréter au mieux les émotions et les pensées des autres, nous nous devons de connaître les gestes les plus importants. Ce sont des outils précieux pour analyser l'interlocuteur, pénétrer dans son âme et comprendre ce qu'il pense. Bien sûr, il peut être difficile d'apprendre tous les éléments de la communication non-verbale dans un délai assez rapide, car ils sont très nombreux. Les résumer dans leur exhaustivité est très complexe et peut prendre également beaucoup de volume. Essayons donc de ne rappeler, à vous lecteurs, que les plus importantes, mais il faut d'abord faire une petite mise au point.

Il ne suffit pas de connaître la signification des mouvements de la main ou du corps.

Il est nécessaire de développer un instinct analytique élevé, afin de pouvoir saisir les moindres signes. Pour ce faire, il faut être un bon observateur et prêter attention à ce que nous appelons les « attitudes contrastées », c'est-à-dire celles qui mettent en évidence la différence entre ce qui est dit et ce qui est pensé. Le mécanisme de ces attitudes a déjà été décrit. Ce sont des concepts grâce auxquels il devient possible de découvrir la différence de conception entre la réalité et les mots prononcés. À cet égard, il est très important de rappeler que la communication ne comprend pas seulement ce qui relève du dialogue, mais aussi un autre concept fondamental « tout nous dit quelque chose ».

Même un regard peut être plus communicatif et expressif qu'un mot. Il suffit de penser à un geste dont nous avons déjà parlé, le regard par-dessus les lunettes, qui lorsqu'elles sont baissées signifie que nous voulons faire pression sur quelqu'un. Ainsi, parmi les principaux gestes à considérer, une place très importante est occupée par les yeux. Ils sont le miroir de l'âme et dire le contraire serait une perte de temps. Des sentiments tels que le bonheur, la colère, la peur sont déjà visibles au premier coup d'œil, ce qui fait que la plupart d'entre ces gestes sont des caractéristiques très communes dans une grande variété de cultures. Un regard de colère sera semblable au Mexique comme en Chine, en Italie comme en Nouvelle-Zélande. Il s'agit de gestes génériques, qui s'appliquent à tous les êtres humains, car nous réagissons de manière automatique et caractéristique aux mouvements les plus courants, auxquels s'ajoutent les gestes involontaires, qui sont beaucoup plus subtils et difficiles à détecter, effectivement, ils exigent que nous soyons plus attentifs aux détails.

1) Direction des yeux

Il s'agit d'un élément d'évaluation très important, surtout lorsqu'il est lié à d'autres mouvements effectués par la personne. Ainsi, si le regard de l'interlocuteur est tourné vers le haut à gauche, cela signifie qu'il essaie d'analyser ou de se souvenir d'un événement qui s'est réellement produit, puisque l'hémisphère gauche vise l'analyse rationnelle et logique. Cette affirmation est particulièrement vraie lorsqu'il s'agit d'évoquer quelque chose qui s'est produit par le passé. Si l'interlocuteur regarde à gauche pendant une conversation sur un problème actuel, cela signifie qu'il ne pense pas à quelque chose qui s'est produit, il y a de nombreuses années, mais à la résolution d'un problème actuel.

Si le regard n'était pas dirigé vers le haut à gauche, mais simplement vers la gauche, il faudrait supposer qu'au lieu de se souvenir d'un événement qui s'est déjà produit, l'interlocuteur voudrait se souvenir d'un son qu'il a entendu. Par exemple, ceux qui souhaitent se souvenir d'un morceau de musique tournent leur regard vers la gauche.

Enfin, les situations dans lesquelles le regard est dirigé vers le bas à gauche se distinguent particulièrement. C'est le signe qui indique la présence d'un dialogue interne intense dans l'esprit. Habituellement, le regard est dirigé vers le bas à gauche lorsque l'interlocuteur réfléchit à un problème, mais s'il s'agit d'une position maintenue longtemps durant une conversation, nous pouvons envisager l'hypothèse que la personne n'est probablement pas intéressée par le dialogue. Cette personne est peut-être en train de penser à ses propres affaires, complètement désintéressée de ce qui est dit.

En plus d'analyser la direction du regard vers la gauche, nous pouvons observer et comprendre la signification du regard vers la droite. En général, l'hémisphère droit est responsable des sentiments et des émotions, qui peuvent être négatifs ou positifs. Par exemple, lorsque nous sommes tristes ou mélancoliques, nous avons tendance à regarder vers la droite. Toutefois... Nous regardons également vers la droite lorsque nous sommes heureux ou satisfaits. Donc, le simple fait de regarder vers la droite est lié à l'auditif constructif. Dans ce cas, nous pouvons penser que l'interlocuteur étudie de nouvelles façons de moduler sa voix, en essayant de changer le ton de ce qui est dit. Lorsque la personne regarde à droite, elle ne cherche pas à rationaliser son discours ou à le rendre plus facile à comprendre, mais à agir sur sa voix pour rendre le ton plus approprié à ce qui est dit.

En revanche, le fait de regarder vers la droite stimule ce que l'on appelle le « visuel construit ». Il s'agit du mouvement des yeux que la personne effectue lorsqu'elle fait appel à son imagination. Une image entièrement nouvelle est créée dans son esprit. Par conséquent, si au cours d'un dialogue, l'interlocuteur tourne son regard vers le haut et la droite, nous pouvons supposer qu'il invente quelque chose. C'est l'expression la plus couramment utilisée par les personnes qui mentent.

Enfin, le regard qui se tourne vers le bas à droite se distingue. Dans ce cas, nous parlons d'une expression qui indique la volonté de la personne d'imaginer une action hypothétique, qui devrait avoir lieu dans le futur. Par exemple, lorsque nous nous imaginons devenir riches, beaux et célèbres, ou lorsque nous fantasmons sur l'achat d'une maison ou d'une voiture.

2) Le langage des pupilles des yeux

Nous l'avons déjà mentionné auparavant, mais cela vaut vraiment la peine de le répéter. En vérifiant simplement la dilatation des pupilles de votre interlocuteur, vous pouvez également comprendre l'intérêt qu'il porte au discours. Concrètement, si une personne est réellement intéressée par le dialogue, ses pupilles se dilatent. Ce processus physiologique se produit parce que nous éprouvons un certain plaisir lors d'une conversation importante.

3) Analyse des expressions faciales

La forme que prend le visage peut en dire long sur les sentiments ressentis par la personne. Ce ne sont pas seulement les expressions faciales qui changent, mais aussi la posture, la position des mains, le degré de transpiration, la température, le rythme cardiaque, etc. Bien sûr, l'analyse de certains de ces paramètres peut être impossible à l'œil nu, c'est pour cette raison que nous allons prêter plus attention encore aux expressions faciales visibles.

Il est important de distinguer les sept expressions faciales les plus importantes.

La tristesse, lorsque les sourcils sont relevés et légèrement rapprochés, dans ce cas la partie entre les paupières se soulève légèrement, la direction des yeux est vers le bas et la forme de la bouche est comme un « U » renversé.

La surprise, une émotion plutôt brève, qui se produit dans quelques rares situations, lorsqu'une personne est confrontée à un événement inattendu. Dans ce cas, les sourcils sont légèrement relevés, les yeux et la bouche s'ouvrent largement. Mais il ne faut pas confondre cette expression avec celle du scepticisme, dans laquelle la pose des yeux est pratiquement la même, mais les coins de la bouche sont tournés vers le bas.

La colère, une réaction presque automatique, assumée par la personne en réponse à une éventuelle attaque. Le front se crispe, des lignes apparaissent entre les sourcils, les lèvres se contractent et les narines se dilatent. Ces signes sont accentués lorsque la colère se transforme en rage, quand les dents se serrent et que les lèvres se ferment.

Il ne faut pas oublier non plus le dégoût, dans lequel la bouche prend une forme incurvée vers le bas. Le nez dans ce cas se retrousse légèrement, ou le mépris, une expression qui, dans son ensemble, vise à chasser la source qui la génère. Pour exprimer le mépris, la lèvre supérieure est relevée, d'un ou de deux côtés, jusqu'à ce qu'une certaine partie des dents soit montrée.

Dans le cas d'un sentiment de peur, les sourcils se soulèvent et s'éloignent. Nous pouvons alors voir quelques lignes horizontales sur le front du sujet, tandis que les yeux se dilatent et que le regard se fixe sur la source de la peur. Il faut également prêter attention à la voix, qui peut devenir bégayante et rauque.

Enfin, l'expression du bonheur se distingue aisément et il est facile de la décrire. Les joues peuvent se gonfler et se relever, tandis que la bouche s'étire en un sourire parfois fermé, parfois ouvert. Il est par ailleurs possible de détecter les personnes qui essaient de simuler un sourire, s'il est faux, les rides près des paupières n'apparaissent pas et, en général, les groupes de muscles des joues semblent tendus.

Nous reviendrons plus tard sur la manière de détecter les fausses émotions et de les distinguer des véritables.

Les micro-expressions sont également tout à fait remarquables. Il s'agit de mouvements faciaux involontaires effectués par l'organisme, qui tente ainsi de se déguiser. Pour citer un exemple, une lèvre qui tremble est le signe qu'une personne subit une forte pression psychologique, alors que le rougissement des joues peut par ailleurs le signaler. La pression peut être si forte que le sujet risque de se mettre à pleurer en peu de temps.

4) Analyse de la posture

En parlant des signes qui doivent être évalués, nous ne pouvons pas délaisser la posture.

L'aspect neutre, dépourvu de toute tendance spécifique, indique l'absence d'un état émotionnel. Si le corps est incliné vers le haut, nous pouvons supposer une certaine tendance à la sympathie, généralement un mouvement qui peut être observé dans l'interaction entre un adulte et un enfant, servant à décrire une relation caractérisée par la tendresse et la protection que l'un offre à l'autre. Si nous adoptons une posture entièrement droite, nous manifestons la volonté de s'ouvrir au dialogue ou la prédominance d'un individu sur un autre.

Dans ce cas, les jambes sont légèrement écartées et les bras sont laissés sans tension sur les côtés, bien qu'ils puissent parfois être légèrement pliés. Ici, le souhait est d'augmenter l'ampleur de l'expression afin de magnifier l'importance de l'expressivité. En général, un tel comportement signifie que la personne essaie de recevoir plus d'attention ou bien veut paraître plus importante aux yeux des autres. En outre, des coudes légèrement pliés peuvent également signifier autre chose. C'est aussi vouloir montrer que l'on a confiance en sa propre force. À l'inverse, une posture légèrement courbée ou flasque caractérise une certaine tristesse, ainsi que de la soumission. Il est fréquent que les personnes dont « l'âme est chargée », adoptent une telle posture, qui peut pareillement indiquer la présence d'un profond dialogue intérieur.

5) Gestes de la main

Enfin, voici le moment venu consacrer une large part aux gestes de la main.

- Parmi ceux-ci, par exemple, pointer un doigt avec le poing serré vers quelqu'un peut être compris dans un sens négatif. C'est assez clairement un geste d'accusation, lorsque nous voulons affirmer une certaine autorité sur une autre personne. Un tel geste est interprété négativement par le subconscient de l'individu vers lequel le doigt est pointé.

- Le geste d'imitation des gestes des autres. Nous imitons les mouvements des mains des autres parce que nous jouissons d'une bonne syntonisation et que nous avons bonne confiance en soi, ou si nous voulons les prédisposer positivement à notre égard, comme nous l'expliquerons dans le chapitre sur le Mirroring, la communication en miroir.

- Considérons maintenant la posture avec les paumes ouvertes, les bras tendus sur les côtés et le mouvement des épaules, semblable à celui que nous faisons en haussant les épaules, par exemple, quand nous souhaitons dire que nous ne connaissons pas un concept quelconque. Ce geste, précisément ce haussement d'épaules, peut être effectué dans de nombreuses variantes. Par exemple, lever les paumes, juste pour montrer à l'interlocuteur que nous ne cachons rien et que nous sommes ouverts à la discussion, tout en déplaçant les mains vers le haut, accompagné par le mouvement des épaules, pour accentuer le fait que nous ne connaissons pas la réponse et, enfin, les sourcils peuvent former une sorte d'arc pour indiquer la rémission. Dans la pratique, il s'agit d'un ensemble de gestes indiquant la confusion et le manque de connaissances.

- L'un des signes d'honnêteté consiste à écarter les bras vers le bas et à tenir les mains ouvertes.

- Les paumes des mains, d'après ce que nous pouvons voir, ont une grande importance parmi les signes liés à l'honnêteté. Lorsque, dans un tribunal, il est demandé à une personne de jurer quelque chose, la personne interrogée lève la main en montrant sa paume, tandis que l'autre main est posée sur la Bible. Cependant, il faut également tenir compte de la direction dans laquelle le visage est tourné. Habituellement, lorsqu'une personne est sincère, elle regarde dans la direction de son interlocuteur. À l'inverse, nous pouvons simuler un tel geste de sincérité, auquel cas la personne ne regarde pas dans la direction de l'interlocuteur, mais dans celle d'un autre individu.

- Les mouvements des mains dirigés vers les oreilles, se gratter, se frotter, s'essuyer, etc., indiquent généralement un refus. En quelque sorte, nous ne voulons pas écouter, nous sommes peut-être fatigués et nous attendons que la conversation se termine enfin. Cependant, le fait de nous toucher le lobe de l'oreille indique autre chose, le signe que nous sommes indécis sur quelque chose.

- Mettre ses mains dans les poches n'est pas une bonne idée, car c'est un geste qui indique l'ennui, le désintérêt et une faible volonté de participer à la discussion. En général, c'est aussi un signe d'égoïsme, de vouloir rester « sur ses propres affaires ». Cela revient pratiquement à dire, avec cette posture, à quelqu'un que nous ne voulons pas être dérangé. Dans d'autres cas, néanmoins, un tel geste peut avoir une signification complètement différente et indiquer que nous avons quelque chose à cacher. Nous gardons les mains dans les poches parce que nous ne souhaitons pas que les autres voient nos paumes, car celles-ci, et leurs messages, sont liés à la sincérité de la personne.

- Un autre geste particulier se distingue également. Se toucher le nez avec les mains pendant une conversation. Il s'agit généralement d'un geste fait inconsciemment et qui signifie que l'interlocuteur exagère certains détails de ce qu'il dit. C'est le geste par excellence de ceux qui ont hyperbolisé un événement.

D'autres mouvements de la main ne nécessitent aucune explication, car ils sont facilement interprétés, même par les personnes qui n'ont aucune formation dans le domaine de la psychologie. Voici pour clarifier nos propos, quelques exemples…

- Serrer le poing et le secouer devant quelqu'un de manière menaçante. Il n'est pas nécessaire d'expliquer qu'il s'agit d'un geste d'agression et de menace. Il peut également véhiculer une certaine fierté et une certaine détermination, mais généralement, lorsqu'on voit un poing serré devant soi, nous courons nous mettre à l'abri, car nous l'interprétons comme une menace possible.

- Montrer du doigt avec une main ouverte est un autre geste de culpabilisation. Il est utilisé pour accuser quelqu'un d'une action, mais aussi pour envahir l'espace vital d'autrui. Dans d'autres cas, nous pouvons aussi utiliser ce geste pour attirer l'attention des autres ou pour mettre le point final, littéralement, à un argument. Même en donnant un enseignement à quelqu'un, nous pouvons agiter un doigt, comme pour dire « regardez ce que je vous apprends » ou « vous avez fait une erreur, laissez-moi vous le dire ».

- Lever les paumes de ses mains avec ses bras, comme pour se rendre, indique précisément la reddition. Il ne faut pas le confondre avec le signe qui consiste à étendre les bras, les paumes tournées vers l'interlocuteur. Dans ce dernier cas, nous pouvons vouloir affirmer son pouvoir sur quelque chose et ce n'est pas toujours une bonne idée de le faire, au contraire.

- Nous tendons un bras en direction de l'autre personne avec la paume ouverte ? Dans ce cas, nous ordonnons simplement à l'autre personne de s'arrêter. Ce n'est pas un geste sympathique, ni amical, d'autant plus qu'il peut mettre mal à l'aise. Au cours d'un dialogue, un tel geste signifie la même chose que ce qu'il montre... « Arrêtez de parler, laissez-moi parler ! ».

- Lorsque nous avons cessé de dire nos pensées et que nous voulons inviter l'autre personne à le faire, nous faisons un geste de la main qui ressemble à une invitation. Nous l'invitons à dire son opinion ou ses commentaires et pour ce faire, nous tournons notre main, la paume tournée vers nous, puis nous faisons de petits mouvements circulaires avec notre main. C'est un peu comme suggérer directement « allez, donnez-nous votre avis » ou « allez-y, continuez ». C'est un geste d'invitation et d'ouverture à la discussion. Il est utilisé pour encourager quelqu'un à parler.

- Il va sans dire que le pouce pointé vers le haut est généralement un signe d'approbation, tandis que le pouce et l'index reliés pour former une sorte de lettre « o » signifient « Okay ». Bien sûr, comme préalablement mentionné dans ce livre, il y a des exceptions à prendre en compte.

D'autres gestes particuliers doivent également s'ajouter à nos démonstrations précédentes. Voici donc…

- Une personne assise à une table avec les doigts croisés devant elle a probablement des problèmes, de type attentes non réalisées ou tentatives à faire à d'autres moments, dans le futur. En règle générale, une telle position peut pareillement être adoptée par un employeur qui discute avec l'un de ses employés, mais qui a une approche négative envers ce dernier, parce qu'il l'interprète comme étant une personne « créant un problème ». Ceci est valable lorsque les coudes sont également posés sur la table. En revanche, si les mains aux doigts croisés sont posées sur la table ou sur les genoux, le sens peut être différent. Dans ce cas, nous pouvons supposer que l'interlocuteur perçoit une certaine gêne, même s'il tente de la masquer par un sourire ou en changeant le ton de sa voix.

- Le geste précédent ne doit pas être confondu avec le geste dit de la pyramide, qui consiste à poser ses coudes sur la table et à relier le bout de ses doigts avec une main ouverte. Ce geste est connu pour être typique des personnes qui écoutent une information déjà connue. Ce geste nous donne un signe de grande confiance en soi. Si la personne qui fait ce geste pouvait parler, elle dirait quelque chose comme... « Oui, mais je sais déjà tout cela ». Il n'est pas surprenant qu'il s'agisse du geste caractéristique de certains patrons qui s'adressent à leurs subordonnés ou d'enseignants qui écoutent ce qu'un élève a à dire lors d'un examen.

- Il en va autrement lorsqu'il s'agit de mordiller ses lunettes. Lorsque quelqu'un les enlève pour les mordre légèrement, c'est parce qu'il veut prendre son temps et réfléchir à la solution d'un problème. C'est généralement le signe d'une personne qui est plongée dans ses pensées et les lunettes vont l'aider. De surcroît, c'est un geste apaisant. Ainsi, les fumeurs utilisent des cigarettes à la place des lunettes, tandis que les petits enfants mettent leur pouce dans leur bouche.

- Un geste similaire consiste à placer le pouce et l'index sur la cloison nasale, la tête légèrement baissée. C'est un signal qui indique un état d'immersion totale dans son monde intérieur. La personne en question a littéralement plongé dans l'univers de ses pensées et de ses sentiments. Typiquement, il s'agit d'un geste que nous faisons avant de prendre une décision importante.

- Le geste de l'ennui, au cours duquel l'interlocuteur pose simplement sa tête sur la paume de sa main, car il doit soutenir sa tête pour éviter le risque de s'endormir et de laisser tomber sa tête encore plus bas. C'est un signal indiquant un manque total d'intérêt pour le discours. Pour confirmer l'hypothèse découlant de l'analyse de ce signal, nous pouvons, en complément, prêter attention à d'autres détails. L'interlocuteur peut taper, ou tapoter, des doigts sur la table ou bouger une jambe de haut en bas. Ce sont toutes des actions qui indiquent un manque de volonté d'écouter. En revanche, le signal d'intérêt se manifeste lorsque la tête est soutenue par les doigts, qui sont semi-fléchis. Il n'y a pas de soutien total et nous pouvons supposer qu'ainsi l'interlocuteur essaie seulement de rester à l'aise.

- Voici le geste d'évaluation critique, lorsque le coude de la main dominante repose sur la table, le pouce soutient le menton, tandis que l'index pointe vers le haut et se trouve verticalement près et sur la joue. Cette position indique que la personne donne une évaluation critique à son interlocuteur ou vit une relation négative avec ce dernier. Ce geste ne doit pas être confondu avec le geste d'intérêt, dans lequel l'index n'est simplement pas tendu le long de la joue.

- Caresser le menton est un autre signal indiquant qu'une décision importante a été prise, ou en passe de l'être. En général, c'est un signal de réflexion. Ainsi, si nous demandons à quelqu'un de donner son avis sur un sujet controversé ou difficile et si l'interlocuteur n'a pas encore de pensée propre, il essaiera de la former en caressant légèrement le menton ou en approchant la main de celui-ci.

- Le geste de subordination, qui est utile pour voir si l'interlocuteur est prêt à être subordonné à son interlocuteur. Dans ce cas, la tête et le corps sont inclinés vers la gauche, tandis que la main soutient la joue. Cette position peut également être comprise comme un signe de détente et de tranquillité, surtout si l'atmosphère de la pièce le permet et si un petit sourire se dessine sur le visage de la personne.

- Enfin, des informations très importantes peuvent même être tirées de l'acte de fumer. Concrètement, un fumeur peut souffler la fumée de sa cigarette vers le haut ou vers le bas, selon ses sentiments. Si la fumée monte, c'est à cause de sentiments positifs, la confiance en soi, l'idée d'être meilleur que quelqu'un d'autre, une analyse positive de la situation, pour n'en citer que quelques-uns. À l'inverse, si la fumée est basse, c'est que les émotions sont essentiellement négatives. Par exemple, nous pouvons supposer que le sujet perçoit une certaine tension, qu'il a une évaluation négative de la situation ou qu'il considère son interlocuteur comme une menace possible. Il existe également un autre cas de figure, alors que la fumée est émise vers le bas, mais par le coin de la bouche, indique que la personne est détendue, mais montre un fort sentiment de tension ou de nervosité.

Les gestes indiqués dans ce chapitre sont parmi les plus importants à considérer, mais il ne faut pas sous-estimer l'intérêt, pour chaque personne, d' ajouter ses propres observations et enrichir ce dictionnaire.

Nous avons volontairement omis les gestes des jambes, le degré de flexion des jambes, c'est-à-dire qu'elles soient parfaitement droites ou fléchies, ainsi que la direction des orteils des pieds étant principalement évalués. En effet, dans la plupart des cas, il devient difficile de les observer, si la personne est assise, les jambes peuvent être cachées par une table, mais si elle se tient debout, nous pourrions provoquer une certaine incompréhension en fixant les pieds de cette personne, au lieu de son visage. De plus, le degré de véracité des signaux des jambes est inférieur à celui des signaux de la main. Les pieds peuvent nous donner moins d'informations, et même celles qui nous sont communiquées ne sont pas nécessairement vraies.

CHAPITRE 6
AMELIORER VOTRE CAPACITE A LIRE LES SIGNAUX CORPORELS. VOICI COMMENT VOUS POUVEZ LE FAIRE

L'une des tâches les plus difficiles qu'un bon communicateur doit accomplir est de réussir à analyser et à communiquer simultanément. Il s'agit d'une double mission, car la tâche est, effectivement... double. Une telle personne ne peut pas simplement parler, sans tenir compte de l'analyse, qui est en cours, bien qu'il soit nécessaire d'être prudent dans diverses situations.

Pour citer un exemple, si vous vous adressez à un groupe de personnes, la question se présente sous un autre angle. Dans ce cas, nous ne pouvons pas analyser tout le monde et nous devons faire attention à nos expressions, nos mouvements et nos paroles en modifiant notre attitude envers le public.

Ce concept n'est pas difficile à comprendre, mais il est complexe à mettre en pratique. Lorsque nous sommes intégrés dans un dialogue avec quelqu'un, nous avons tendance, soit à l'analyser, soit à soigner notre communication. Très peu de personnes parviennent à gérer les deux aspects en même temps, parce que cela présente quelques difficultés. Nous devons garder de nombreux facteurs à l'esprit, écouter ce qui se dit, réfléchir à ce que nous avons à dire, surveiller nos expressions faciales, faire attention à nos mains, et bien d'autres aspects encore, et... le tout à la fois ! Nous pouvons devenir tendus et, à la fin, nous ne serons plus en mesure de soigner notre propre communication, ni de bien analyser les mouvements des autres. Il s'agit d'une limitation naturelle de notre corps. Nous ne pouvons pas effectuer plusieurs tâches en même temps, et ce que nous risquons est de ne pas pouvoir en réaliser une seule correctement.

La bonne nouvelle, c'est que vous pouvez, littéralement, vous entraîner à améliorer à la fois votre capacité à lire les signaux corporels et à soigner votre communication. Le concept de base est que vous êtes capable de bien faire les deux lorsqu'ils sont faciles à faire, car votre cerveau est construit de telle manière qu'il ne peut pas gérer des tâches difficiles en même temps. En revanche, il peut en accomplir plusieurs, simultanément, qui soient simples. Pour preuve, quelques exemples concrets. Écrire et parler en même temps. Conduire et écouter de la musique. Cuisiner et écouter les nouvelles à la radio. Par conséquent, en améliorant les deux compétences, séparément, vous allez rapidement être capable de les utiliser sans trop de difficultés, même simultanément.

Mais alors, où réside la difficulté ?

Toujours la même chose à maîtriser. En plus de la théorie, vous devez mettre vos compétences en pratique et les utiliser lors de conversations avec d'autres personnes. Voici, pour vous, les meilleures méthodes pour améliorer votre disposition à analyser les signaux corporels et, par conséquent, votre communication.

1) Analyse pratique - Observation

Nous pouvons analyser les gens à tout moment. Lorsque nous sommes dans le tram, quand nous allons quelque part, si nous nous trouvons dans la salle de sport. Nous ne devons pas nécessairement adresser la parole à quelqu'un pour pouvoir observer son expression faciale ou ses gestes, bien au contraire.

Même lorsque nous nous trouvons dans un environnement quelconque, rue, train, restaurant, nous pouvons envisager d'observer les mouvements du corps des autres personnes, en essayant de comprendre ce qui les dérange ou ce qui les satisfait. Il est souvent très facile de le faire, notamment parce que nous pouvons obtenir des informations précieuses à partir des vêtements de la personne ou de ce qu'elle porte.

Par exemple, si nous voyons un jeune adulte, un peu tendu, concentré, avec un sac en bandoulière ou des cahiers dans les mains, il ne nous faut pas longtemps pour comprendre qu'il s'agit vraisemblablement d'un étudiant et qu'il se rend probablement à un examen. Dans d'autres cas, il peut être plus complexe d'aborder et d'analyser les sentiments d'un individu.

Plus nous sommes attentifs et concentrés dans l'analyse des gestes des autres, meilleurs sont les résultats que nous pouvons obtenir. Ce n'est pas un hasard si les meilleurs communicateurs sont capables d'analyser les moindres mouvements d'une personne, en se concentrant sur des éléments tels que le mouvement involontaire des sourcils, la fréquence accrue de clignement des yeux, les mouvements oculaires, qui, nous le rappelons ici, correspond à ce à quoi la personne pense, à ce qu'elle regarde. Au début, nous serons surtout capables de remarquer les grands signaux, ceux qui sont facilement visibles, mais plus nous avançons dans notre apprentissage, plus nous serons capables de détecter même les plus petits mouvements du corps qui peuvent nous donner des indications importantes sur l'état émotionnel de la personne, ses envies ou ses désirs.

2) Apprendre à observer l'intégralité du corps.

De nombreuses personnes se concentrent uniquement sur certaines parties du corps, telles que les mains ou les yeux, oubliant que l'analyse doit être effectuée dans son ensemble. Lorsque vous êtes à une distance de trois à quatre mètres, il est plus facile de le faire si vous avez une bonne vue. Vous n'avez pas besoin d'utiliser votre vision périphérique ou d'autres capacités similaires pour observer l'individu. Vous le voyez en totalité et vous pouvez obtenir beaucoup d'informations importantes à partir du ton de sa voix, de ses mouvements, de la vitesse à laquelle ses mains ou ses jambes sont déplacées. Lorsque vous vous tenez à un ou deux mètres du sujet, c'est déjà plus difficile, surtout si l'autre personne fait des gestes rapides et très amples. Parfois, vous ne pouvez pas vraiment voir comment les mains sont positionnées, parce qu'elles sont soit trop basses, soit hors de portée de vue. Ou bien, comprendre, à partir du regard uniquement, les sentiments de l'autre personne.

Pour résumer, il faut apprendre à voir tout, comme un tout, simultanément, quelle que soit la distance. Pour ce faire, nous devons développer notre vision périphérique. Si nous déplaçons à chaque fois notre regard en suivant le mouvement des bras ou des jambes de la personne observée, nous risquons d'avoir rapidement des problèmes. L'autre personne se rend vite compte que nous lisons en elle, c'est pourquoi « suivre » ses mouvements pour les analyser est un acte qui ne doit pas être fait avec trop de force, ou mieux dit, d'insistance. De préférence, nous devons être capables de maintenir notre regard plus ou moins concentré en un seul point, mais voir l'ensemble de la scène avec notre vision périphérique reste problématique.

Supposons que vous parlez à quelqu'un à une distance d'un mètre. Si vous abaissez vos mains pour faire un geste au niveau de votre buste ou de votre ventre, il sera difficile de voir si les paumes sont tournées vers le haut ou vers le bas, et vice-versa.

Nous devons donc être capables de voir avec notre vision périphérique, et si nous ne le pouvons vraiment pas, nous pouvons recourir à une astuce toute simple. Nous gratter la tête ! Eh, oui, avec cette excuse, nous pouvons baisser la tête pendant un moment, ce qui laisse le temps à l'observation plus approfondie.

Comme toujours, la même règle s'applique. Plus nous nous exerçons, plus nous nous améliorons. Cet important axiome est plus vrai que jamais dans le cas de la communication et de l'analyse. Pour vous entraîner, vous pouvez parler à quelques personnes et essayer d'analyser et d'interpréter correctement leurs gestes. Vous pouvez aussi vous exercer de manière ciblée en demandant à un ami de simuler un dialogue. Toutefois, cette approche pose un problème certain. C'est qu'elle perd son caractère naturel. Si le partenaire qui vous aide à vous exercer ne connaît pas les bases de la communication, il ne peut probablement pas s'exprimer de manière tout à fait naturelle. Sa communication verbale peut alors être discordante avec sa communication non-verbale et para-verbale. Pour faire court, l'efficacité de cette formation peut être moindre, et doit se trouver renforcée, utilisant d'autres moyens.

3) Analyser des films et des séries télévisées

C'est un conseil qui peut sembler un peu controversé pour de nombreux experts en la matière et, en fait, il peut l'être vraiment, et nous voyons tout de suite pour quelle raison. La question la plus importante en la matière concerne la véracité des films. Ainsi, les acteurs respectent-ils toujours l'harmonie entre les gestes, les mots et le ton de la voix utilisés ? Il s'agit d'interpréter un script, de formuler des dialogues, et les professionnels font ce travail d'une manière remarquable. C'est pour cette raison qu'il nous apparaît tout à fait possible et enrichissant, d'exercer les capacités d'analyse des autres en regardant un film. Les meilleurs acteurs seront capables de transmettre des émotions au public, non seulement par des mots ou en utilisant leur voix, mais aussi par de nombreuses autres manières. Un simple geste ou même un regard peut être plus que suffisant pour transmettre un sentiment. Toutefois, il est pareillement vrai que, fréquemment, dans les films, l'accent est tellement mis sur la communication non-verbale ou para-verbale que la scène devient totalement invraisemblable.

Afin d'éviter les erreurs et les mauvaises interprétations des différents types de communication, il est conseillé de toujours vérifier dans nos sources et nos exercices si le mouvement effectué correspond bien à ce que nous pensons.

Les professionnels de la communication sont capables d'analyser les expressions faciales d'un acteur sans avoir besoin d'un livre, mais dans le cas d'un débutant, il est toujours préférable d'avoir un tableau, par exemple, à disposition, avec les principaux gestes à portée de main et de s'assurer que les expressions faciales sont en accord avec les mouvements des mains ou le ton de la voix. De cette façon, vous combinez la pratique avec la théorie et améliorez vos compétences.

CHAPITRE 7
AMELIORER VOTRE PROPRE COMMUNICATION

Bien que l'analyse soit d'une grande importance, nous accordons tout autant d'importance à la communication non-verbale. Dans ce cas, nous parlons d'un flux qui doit être orienté vers le choix des mouvements corrects pour accentuer son discours ou pour influencer l'interlocuteur. Si ce dernier prend la parole, il faut déjà penser à ce que nous allons dire ensuite. Si après son monologue ou la phrase qu'il vient de prononcer, il y a un trop long silence, il pensera que nous n'avons rien à répondre ou que nous ne sommes pas vraiment préparés dans un domaine. Nous ne voulons pas dire que dès qu'il a fini de parler, nous devons immédiatement dire notre mot, mais que nous devons marquer dans notre esprit les points les plus importants de son discours et ensuite lui répondre.

C'est parfois, dans cette situation, une petite difficulté, surtout lorsque l'autre personne parle longtemps. Nous ne pouvons pas tout garder en tête et il peut être difficile de répondre à chaque concept, simplement parce que nous oublierons ce qui a été dit.

Si nous rencontrons ce type d'interlocuteur, nous pouvons lui demander de parler plus lentement ou de ne répondre qu'aux choses les plus importantes qui ont été exprimées. En général, il vaut mieux que les concepts les plus importants ne soient pas si nombreux, notre réponse pouvant se faire sur deux ou trois thèses ou parties de son discours, et difficilement plus.

Lorsque nous parlons de « flux de concentration et d'attention », nous voulons dire que nous devons rester concentrés, sans que l'esprit se mette à vagabonder. Lorsque nous parlons à une autre personne, il est nécessaire de rester concentré sur la communication, sinon nous risquons de manquer les signaux non-verbaux ou d'ignorer les détails de la communication. Un bon communicateur garde toujours la situation sous son contrôle et il est évident que si le fil du discours est perdu, la communication va « déraper ».

Cela dit, il existe plusieurs moyens et méthodes pour améliorer sa communication non-verbale.

1) Apprendre à gérer le stress

De nombreuses personnes pensent qu'un dialogue peut être comparé à un match de sport, où deux esprits s'affrontent, échangent et se confrontent. Que nous le voulions ou non, même une communication assez simple, qui n'a aucun but précis, peut être stressante si nous sommes constamment en train d'analyser, d'observer, de réfléchir aux réponses, etc. Malheureusement, le stress s'accumule et entrave les capacités de communication. Il est plus facile, alors, de comprendre les autres, mais... mal. Il est possible également d'envoyer des signaux corporels confus ou complètement faux, uniquement en raison d'une tension passagère. L'art de rester calme, même dans les situations les plus nerveuses ou les plus tendues, doit être appris progressivement. Nous ne pourrons pas calmer nos nerfs en nous disant simplement de rester calme, et au moins les premières fois, nous pourrons même devenir « contagieux », dans le sens où nous transmettons nos émotions à nos interlocuteurs, en... toute bonne logique. Ainsi, une situation déjà négative ou quelque peu tendue, peut le devenir encore plus, surtout si nous ne parvenons pas à garder un calme parfait.

Si nous nous sentons nerveux durant une communication ou si nous percevons du stress, il est préférable de s'arrêter totalement, plutôt que de continuer à parler. Il est nécessaire de se calmer et de ramener notre esprit à un état de tranquillité totale. Nous ne pouvons pas dialoguer efficacement lorsque nous nous sentons déstabilisés. Comme nous l'avons déjà dit, il faut un équilibre maximal dans tout dialogue.

Un bon entraînement consiste donc à participer à diverses activités qui paraissent stressantes, afin d'être en mesure de percevoir le stress, d'analyser sa raison d'être, puis d'apprendre à le gérer. Malheureusement, de nombreux communicateurs font cette erreur, somme toute habituelle, devenant, finalement, esclaves de leurs émotions. Ils ne parviennent pas à réfléchir avec sang-froid et finissent par ruiner la communication. Pour que cela ne se produise pas, il faut en conséquence être capable de sentir la tension et si nous nous sentons nerveux, il est nécessaire d'orienter la conversation dans une autre direction, afin d'éviter la confrontation.

2) Soyez conscient de vos émotions

Un autre conseil, que les débutants oublient fréquemment, concerne le développement de la conscience émotionnelle. Il s'agit d'un facteur très important, car, en apprenant à connaître nos propres sentiments, nous serons également en mesure d'améliorer nos relations avec les autres. Si nous savons que nous sommes heureux, en colère, tristes, déprimés, nous serons par ailleurs capables de nous contrôler pour ne pas transmettre toutes ces émotions aux autres. Ces astuces nous aideront pareillement à reconnaître celles des autres. Nous comprendrons quelles sont les vraies émotions qui nous animent et quelles sont les fausses, issues de croyances. Nous serons capables de comprendre quand notre interlocuteur est vraiment en colère ou heureux et quand il ne l'est pas. La conscience émotionnelle est un chemin sans cesse ascendant, car après avoir surmonté une difficulté, nous en trouverons et découvrirons beaucoup d'autres. Il faut donc s'efforcer de pouvoir distinguer les émotions et de les soumettre à sa volonté, même si cela peut paraître, au début, complexe à réaliser.

En acquérant une conscience émotionnelle, nous sommes capables de :

- « lire » les autres avec plus de précision et identifier les émotions ressenties ou les messages non-verbaux envoyés ;

- renforcer la confiance dans les relations en envoyant des signaux non-verbaux cohérents avec ce qui est dit ;

- donner aux autres le signal qu'ils sont compris et entendus, que leurs mots ne sont pas jetés en l'air ;

- enfin, l'un des plus grands avantages des compétences émotionnelles ressort ici. Nous pouvons nous assurer qu'une relation est saine, en termes d'émotivité.

Dans la pratique, il y aura par ailleurs divers avantages au niveau de la communication interpersonnelle avec son partenaire.

Comment devenir plus conscient de ses émotions ? C'est une bonne question. Il faut savoir analyser ses pensées et ses sentiments, comprendre quand ils surgissent et pourquoi, et d'où ils proviennent. Il suffit parfois d'un rien pour que toute une série d'émotions contradictoires surgissent en nous, et il est important de comprendre ce qui est à l'origine de ces sentiments.

Un autre bon conseil pour maîtriser vos émotions et d'en prendre conscience en utilisant la méditation. En organisant vos pensées, en essayant de contrecarrer leur nature - parfois - hautement chaotique, vous êtes en mesure de mettre de l'ordre, non seulement dans votre esprit, mais aussi dans votre communication.

3) Apprendre à écouter

La nécessité d'apprendre à écouter ce qui se dit arrive maintenant. La formation à l'écoute est essentielle pour saisir les points les plus importants de la communication de l'interlocuteur et de comprendre comment formuler une réponse claire. C'est indéniable, toute écoute demande des efforts, tout comme des compétences en matière de communication. Si nous ne faisons pas l'effort d'écouter, nous ne pouvons pas comprendre les besoins ou les messages de l'autre personne. Cela nous conduit immanquablement à... communiquer, mais mal.

Il existe trois niveaux d'écoute, à savoir l'écoute passive, semi-active et active-empathique. Pour bien communiquer, nous devons toujours utiliser le dernier niveau d'écoute, car il nous permet d'être rationnellement et émotionnellement proches de l'autre personne. Cela signifie que nous montrons un réel intérêt pour elle ou pour lui, de petits hochements de tête suffisent pour éviter tout malentendu éventuel.

Vous savez désormais qu'il suffit de quelques exercices pour devenir un meilleur communicateur:

- apprendre à écouter et à comprendre ses propres émotions ;

- identifier les réactions d'autres personnes ;

- utiliser un ton de voix adapté à la situation ;

- avoir des idées claires et ne pas penser en termes de stéréotypes ;

- utiliser des mots ayant une valence positive, ainsi que l'écoute active ;

- être empathique et se mettre à la place de l'interlocuteur en essayant de comprendre sa position.

Le plus important, cependant, est certainement d'utiliser des mots dont nous connaissons le sens. Malheureusement, nous vivons à l'ère des malentendus et il est extrêmement facile de confondre une chose avec une autre. Nous oublions que nous devons utiliser des termes clairs ayant un sens précis, de préférence des mots au sens non-équivoque, afin que le message parvienne clairement à l'interlocuteur et ne puisse être mal compris.

Il n'est pas aisé d'y parvenir et il est préférable d'étudier, par avance, un discours à tenir à une assemblée, si vous vous adressez à un public. Ou bien de vous préparer, avant un rendez-vous qui promet un dialogue important, ou un entretien de portée majeure.

Comment développer votre capacité à vous exprimer clairement ? Vous n'avez pas besoin d'étudier les dictionnaires pour connaître le sens de tous les mots. Il suffit d'écouter avec attention ce que vos interlocuteurs disent et de vérifier si le sens des termes que vous utilisez est correctement transmis.

CHAPITRE 8
LA POIGNEE DE MAIN, CE QU'ELLE PEUT VOUS APPRENDRE

La communication ne commence pas seulement par les mots que nous prononçons, mais même avant, par le regard ou la poignée de main. Et si un regard peut nous communiquer des émotions presque immédiatement, mais pas toujours avec précision, il en va tout autrement d'une poignée de main. Même la plus rapide et la plus brève peut nous fournir une grande quantité d'informations sur la personne en face de nous. Cette poignée de main nous permettant de découvrir toutes les particularités de l'individu auquel nous parlons n'est pas aussi difficile que cela peut paraître à première vue.

Tout d'abord, il faut rappeler que la poignée de main peut être considérée comme une partie importante de la communication et que tout le reste doit également être analysé. Ainsi, la direction du regard, la fréquence des clignements d'yeux, la posture adoptée, tout prend un sens. En analysant l'ensemble complexe des facteurs, nous pouvons obtenir des informations vitales sur la personne qui se trouve en face de nous.

Pour citer un exemple… Si la poignée de main est exécutée alors que la personne adopte une posture légèrement penchée en avant, c'est parce qu'elle est détendue à ce moment-là. En revanche, si elle a une posture droite, rigide, presque « raide », nous pouvons supposer qu'il s'agit d'une personne qui perçoit un certain caractère « officiel » du moment. Outre ces facteurs, il faut pareillement tenir compte de l'état de santé de la personne, de ses habitudes professionnelles. Ainsi, un pianiste ou une autre personne qui utilise ou travaille avec les doigts aura tendance à faire une poignée de main « docile », dans le but de « protéger » ses doigts. Enfin, certaines caractéristiques de vêtements sont susceptibles de limiter à la fois la posture et la liberté de mouvement.

À cela, s'ajoute un autre facteur à prendre en considération, et non des moindres. La relation inverse entre l'âge du sujet, son statut social et la poignée de main effectuée. En général, plus le statut social de la personne avec laquelle nous sommes en conversation est élevé, plus la poignée de main est forte et ferme, car cela permet à l'autre personne de faire comprendre qui, des deux en présence, est le plus important. Cependant, avec l'âge et le temps, la vitesse et la force de la personne diminuent. C'est pour cette raison que la poignée de main d'une personne âgée peut avoir une signification toute différente. Ce geste peut être faible, mais toujours autoritaire. En outre, les personnes âgées ont presque toujours des gestes plus raffinés et plus élégants que les personnes plus jeunes. C'est pour cela que leur mouvement peut sembler « particulier », parfois exécuté comme un geste à l'aspect artistique, de manière fluide. Cette particularité peut également nous aider à déterminer le caractère de la personne. Raffinée ou non, élégante ou brutale, qui prête attention aux petits gestes tels que les poignées de main ou bien qui les fait « juste pour les faire ».

En plus de ces aspects, il y a aussi des individus qui essaient de nous analyser immédiatement, à partir du contact de la main. Ce sont les manipulateurs notoires, dont le but est littéralement de décrypter et d'analyser nos petits gestes. C'est une situation à éviter, surtout si nous considérons qu'en fin de compte, lorsque deux personnes tentent de s'analyser mutuellement lors de leur rencontre, il en résulte quasiment toujours... un conflit !

La meilleure idée est donc d'essayer d'analyser la poignée de main pour comprendre qui nous avons en face de nous, mais de ne pas la donner, à notre tour, chargée d'informations, pour ne pas risquer d'entrer en conflit. Nous devons savoir analyser sans nous dévoiler et sans donner à l'autre personne l'occasion de comprendre beaucoup de choses sur nous.

Quelques suggestions peuvent être envisagées à cet égard, que voici:

- développer des gestes automatiques qui confirment ce qui est dit et excluent les mouvements involontaires ;

- travailler sur les mouvements involontaires du corps afin qu'ils n'affectent en rien notre communication ;

- effectuez la poignée de main à une distance acceptable, de sorte que l'autre personne ne puisse pas détecter les détails, tels que le rougissement de la peau ou les changements dans vos pupilles ;

- faites attention à votre posture lors de la poignée de main, car, comme expliqué ci-dessus, elle sera également analysée ;

- trouvez la bonne position pour votre main gauche. En effet, lors d'une poignée de main avec la main droite, il est conseillé que la main gauche soit étendue sur le côté de votre corps, mais il est pareillement possible de se serrer la main de votre interlocuteur, alors que votre main gauche est légèrement pliée ou tient un objet.

En outre, il faut savoir qu'il existe principalement quatre types de mains différentes, et que déjà, à partir de leur seule forme, nous pouvons tirer beaucoup d'informations précieuses sur l'individu qui se trouve devant nous.

Il s'agit notamment des formes « géométriques » des mains, ainsi…

- les mains « carrées », c'est-à-dire un peu raides et masculines, mais que nous retrouvons aussi chez les femmes. Il est pensé que les mains de ce type appartiennent aux personnes ayant une forte mentalité conservatrice, celles qui sont pratiques, persistantes et méthodiques dans leurs actions. D'autre part, ces mains définissent un individu sociable et énergique, qui parvient à bien s'entendre avec les autres, mais qui impose parfois ses propres pensées à ses interlocuteurs. En général, ce type de main appartient aux personnes qui occupent des rôles importants dans la société ;

- une main allongée nous est rarement donnée à voir, mais appartient aux personnes qui travaillent ou créent avec leurs mains, tels les pianistes susmentionnés. Selon la théorie, ce type de forme de main se retrouve chez les personnes qui possèdent une harmonie physique et spirituelle naturelle, artistes, musiciens, acteurs, etc. Ils ont une tendance au travail mental et créatif, ainsi qu'un sens développé du devoir. Dans la pratique, il s'agit également d'un attribut des intellectuels. L'identification de ce type de main n'est pas difficile, un coup d'œil suffit pour remarquer les longs doigts ou la main légèrement allongée, c'est une caractéristique qui, une fois encore, ne se rencontre pas souvent ;

- les mains ovales se distinguent aussi, c'est-à-dire celles qui sont dépourvues de toute angularité. Dans ce cas, la forme des doigts est effilée, presque ronde. En général, les mains de ce type appartiennent aux personnes impulsives et fougueuses, parfois paresseuses et volages, ainsi qu'à celles qui se laissent facilement impressionner. Les mains ovales sont beaucoup plus fréquentes que les mains allongées, mais lorsque nous rencontrons une personne qui en est dotée, il ne faut pas tirer de conclusions hâtives. Car des mains ovales peuvent aussi signifier bien d'autres choses. Par exemple, que la personne travaille beaucoup et que c'est grâce à ce travail acharné que ses mains ont pris cette forme. En général, ce sont des personnes très altruistes qui aiment se mettre en avant ;

- enfin, il existe aussi des mains « serrées » ou mieux dite « étroites », qu'il ne faut pas confondre avec des mains allongées, bien que cela puisse prêter à confusion. Les mains étroites sont similaires aux mains allongées, mais elles sont davantage, en sensation, sèches, presque squelettiques. Il est pensé qu'elles caractérisent des personnes froides et très égocentriques, mais qui ont, par ailleurs, une âme ardente et sont prêtes à tout pour atteindre leur objectif. Le principal facteur qui caractérise les possesseurs de mains serrées ou étroites est la farouche détermination et une grande volonté. Leur perspective peut être étroite, mais en même temps positive. Ces personnes pensent toujours en termes d'atteinte de leurs objectifs et sont prêtes à tout pour y parvenir. Il est parfois pensé que de telles mains ont appartenu à des personnes comme Staline et Hitler.

Outre la forme de la main, il faut également examiner ce que nous ressentons en secouant ou touchant les paumes. Si la surface est rugueuse, raide, froide, c'est que la personne en face de nous aime travailler physiquement. Cette personne soulève probablement des objets lourds ou travaille avec des outils lourds, nous pouvons penser ici à des charpentiers ou à des forgerons. En revanche, si la surface de la main de la personne est dodue, douce, sans rides, comme si elle évoque un délicat flocon de neige, nous pouvons supposer que le type de travail effectué est totalement différent, de nature intellectuelle, sans grand effort physique.

D'une certaine manière, il est à noter que la rugosité de la paume peut être liée au stress, un facteur présent dans le travail physique et mental. Plus la surface de la paume se ressent rugueuse, plus la personne subit de stress au travail.

Les doigts doivent également faire l'objet d'une attention particulière. Les doigts des mains peuvent être longs, d'une portion de la longueur de la paume supérieure à 0,7. C'est-à-dire que si la paume mesure dix centimètres, les longs doigts mesureront sept centimètres et plus. Dans le cas de doigts courts, ils seront par conséquent inférieurs à une portion de 0,7 de la paume.

Nous pensons que les individus aux longs doigts sont sensibles, méthodiques, prudents, enclins à l'analyse et au travail mental. Les personnes aux courts doigts, au contraire, sont impulsives, ont l'esprit vif, mais ne savent pas « fouiller dans les petites choses ». La longueur des doigts doit toujours être corrélée à la longueur de la paume, les doigts ne peuvent pas être évalués séparément.

Outre la longueur, la flexibilité des doigts est par ailleurs analysée. S'ils semblent flexibles, ils appartiennent à des personnes dotées d'un bon sens, d'un haut degré d'adaptabilité et de la plus grande ouverture à la nouveauté. En revanche, les doigts manquant de flexibilité indiquent quelque chose de tout à fait différent. Ce type de doigts appartient à des personnes au caractère plus rigide, plus ferme, peu adaptable, etc.

Il s'agit évidemment de facteurs purement indicatifs. Ils ne doivent pas être pris pour des vérités certaines et absolues, mais ils peuvent aussi être rattachés à d'autres signes, afin de les confirmer.

Même le bout des doigts peut en dire long sur l'interlocuteur. Les propriétaires de doigts anguleux sont idéalistes. Ceux qui ont le bout des doigts coniques sont impulsifs, susceptibles, intuitifs.

Si le bout des doigts est carré, nous pouvons supposer que nous avons affaire à une personne au caractère pédant, mais ordonné. Enfin, il y a aussi les personnes qui ont le bout des doigts de forme aplatie, elles sont énergiques, entreprenantes, parfois superficielles, néanmoins avec la volonté d'atteindre leurs objectifs.

Nous pouvons également serrer la main d'une personne dans le but affiché de faire preuve d'autorité. Dans ce cas, il est nécessaire de placer sa paume sur celle de l'autre personne. Ainsi, nous la « couvrons » et nous établissons en quelque sorte une domination. Mais il ne faut pas oublier bien d'autres aspects encore. Tendre la main avec la paume tournée vers le haut ou rapprocher la main de son interlocuteur signifie renoncer à l'initiative. Un tel geste est le fait de personnes peu sûres d'elles, qui ne savent pas comment gérer la situation et gardent donc leurs distances. Si la poignée de main est exécutée par des personnes qui se considèrent de même niveau social, les paumes sont perpendiculaires au sol. Enfin, les personnes ayant une tendance agressive ou dominante peuvent montrer une poignée de main particulièrement forte. Ce sont des personnes qui ont tendance à serrer la main de leur interlocuteur avec toute leur force en y mettant de l'empressement. Si nous savons déjà que nous allons devoir serrer la main d'une personne au caractère dominant, nous pouvons envisager de faire preuve de force à notre tour, afin de neutraliser l'effet des gestes du partenaire en face de nous.

Dans ce cas, il est conseillé de s'approcher de cette personne, mais de se placer non pas devant elle, mais légèrement à sa gauche. Nous pouvons alors tendre la main en premier dans le but de montrer une tendance à l'initiative. La main doit être presque entièrement tendue en direction de l'autre personne et la secousse doit être franche et vigoureuse. Dans le but de vous y préparer et d'être toujours en position dominante, il est conseillé de travailler ces mouvements par avance, mais vous devez également envisager un autre petit mouvement complémentaire. Lorsque vous étendez votre main, il est bon de faire en même temps un petit pas avec votre pied gauche. C'est-à-dire que vous tendez votre main droite et simultanément, faites un petit pas en avant avec votre pied gauche.

Si vous le souhaitez, vous pouvez pareillement faire varier légèrement la poignée de main. Par exemple, vous pouvez placer la main gauche sur la poignée de main. Un tel geste indique une volonté de sceller la connaissance ou bien d'indiquer que vous êtes bien disposé envers votre interlocuteur. Un signe encore plus fort de domination consiste à saisir le poignet de l'individu et à le secouer légèrement, il est possible aussi de saisir le bras du sujet. La main gauche pendant la poignée de main peut également être posée sur l'épaule de l'interlocuteur pour donner plus d'assurance à la rencontre. En général, il s'agit d'une variante de la poignée de main qui se fait entre personnes qui se connaissent depuis longtemps, tels que... amis, partenaires commerciaux, membres de la famille, etc.

Enfin, secouer avec une main parfaitement droite ou en ne saisissant que le bout des doigts de la main permet de maintenir une certaine distance de sécurité. C'est typiquement la poignée de main des personnes qui ne veulent pas s'exposer, préférant rester à distance, dans leur propre espace de sécurité. Un tel geste indique parfois un désir de préserver la vie privée.

CHAPITRE 9
MANIPULATION, COMMENT SAVOIR SI QUELQU'UN VEUT NOUS INFLUENCER?

Lorsque nous parlons de manipulation, nous entendons des jeux d'esprit précis, dans lesquels, par le biais de certaines phrases ou de certains comportements, nous essayons de rapprocher l'autre personne d'une décision que nous aimerions qu'elle prenne. Plus un individu est expérimenté, plus il sera capable de manipuler, et il est important à la fois de savoir comment se défendre contre la manipulation et d'identifier le manipulateur, pour pouvoir le classer comme étant une menace potentielle.

En outre, au cours de l'année écoulée, de nombreux cours de formation et des livres ont été édités, dans lesquels diverses techniques de manipulation sont enseignées. Il apparaît donc urgemment nécessaire de savoir comment se défendre et comment réagir aux attaques d'autres personnes. Les chefs de grandes entreprises, les PDG et les directeurs des ressources humaines disposent d'immenses bibliothèques dans lesquelles ils peuvent trouver de nombreux textes qui parlent précisément de la manipulation. C'est désormais un sujet connu de tous qui fait partie de ce que nous appelons la « psychologie noire ».

L'objectif est unique. Manipuler et en même temps ne pas être manipulé.

Ce n'est pas facile, mais ce n'est pas non plus impossible, surtout si nous connaissons les bons outils pour éviter d'être victime des complots des autres. Si, en revanche, nous manquons d'expertise dans le domaine de la psychologie noire, nous risquons de devenir rapidement la victime d'habiles manipulateurs.

Alors, que faire ?

Il y a quelques années, nous apprenions à ceux qui voulaient éviter d'être manipulés à recourir à leur propre intuition. Il avait été dit que pour éviter d'être victime des manipulations des autres, il fallait développer son sixième sens et comprendre, littéralement, quand on était manipulé par quelqu'un.

Toutefois, avec le temps, il a été établi que l'intuition ne suffit pas toujours. Bien qu'il s'agisse d'un outil efficace placé naturellement entre nos mains ou dans nos cerveaux, quelque chose de plus logique, froid et rationnel est nécessaire. Quelque chose qui nous permet de comprendre sans trop de difficulté que nous sommes manipulés. Effectivement, une méthode plus spécifique, plus « mathématique », est nécessaire, mais nous allons procéder par ordre.

Tout d'abord, être à l'écoute de son corps peut se révéler très utile. En fin de compte, lorsque nous devenons des jouets entre les mains de marionnettistes, notre esprit nous envoie un signal de danger. « Regarde, tu fais quelque chose qui va à l'encontre de tes intérêts et qui concerne les intérêts d'une autre personne ! ». Notre esprit peut nous communiquer que nous sommes manipulés et c'est le sixième sens mentionné plus haut dans ce chapitre qui agit. Cependant, il ne s'agit que d'un signe d'avertissement et, comme nous l'avons déjà mentionné, nous devons impérativement porter notre attention sur des signes plus sûrs.

Deuxièmement, les idées peuvent devenir moins claires. Lorsque nous voulons quelque chose, nous savons exactement ce que nous voulons et nous avons en tête un plan stratégique précis pour atteindre l'objectif de nos désirs. Néanmoins, lorsque quelqu'un intervient et tente de nous manipuler, une situation étrange se crée. Nos idées deviennent moins claires. Nous ne savons plus avec certitude ce que nous voulons et nous devenons la victime de la manipulation de quelqu'un d'autre. Un « brouillard » se crée dans nos têtes et il nous est difficile de l'expulser, tout simplement parce que nous ne savons pas comment il est apparu. Pour éviter ce genre de problèmes, la meilleure chose à faire est de rester à l'écart d'un manipulateur, mais si cela n'est vraiment pas possible, nous pouvons aussi prendre d'autres précautions.

Troisièmement, la personne qui veut nous manipuler va se donner beaucoup de mal pour nous influencer. Elle va passer beaucoup de temps à essayer de nous faire changer d'avis. Les meilleurs manipulateurs le font de manière sournoise et essaient de nous manipuler sans le montrer. Cependant, il y a aussi ceux qui veulent nous manipuler sans se déguiser d'aucune façon, « au grand jour ». Ce sont des personnes qui veulent réaliser leurs désirs à tout prix et, même si elles ne nous le disent pas directement, il n'est pas difficile de se rendre compte qu'elles représentent un danger. Toutes utilisent généralement des termes tels que « nous faisons cela pour votre bien », « vous devriez envisager cette possibilité pour améliorer votre propre vie », etc. Ces manipulateurs essaient de nous influencer en disant que nous devons faire ceci ou cela, parce que c'est dans notre intérêt, alors qu'une analyse plus approfondie permet de découvrir facilement que ce n'est pas le cas. De même, un manipulateur peut nous pousser à prendre des décisions hâtives. « Écoutez-moi, faites-le maintenant, avant qu'il ne soit trop tard ! Il tente ainsi de ne pas nous laisser assez de temps pour réfléchir et nous nous retrouvons littéralement placés devant les exigences de ce communicateur-manipulateur, qui nous pousse à prendre des décisions hâtives, alors qu'il serait préférable de prendre plus de temps pour réfléchir. Dans ce cas, il vaut mieux faire une pause, réfléchir un peu à ce qui nous est dit, et, ensuite seulement, répondre. En effet, en rationalisant une demande qui cherche à nous manipuler, nous pouvons aussi découvrir un désir caché de nous influencer. Il s'agit de situations qui doivent être traitées avec grande prudence et qui nécessitent de garder la tête froide.

Avant de prendre une décision, il faut vous demander...

« Est-ce que je veux vraiment le faire ? », « que se passera-t-il si je ne le fais pas ? », « que vais-je manquer si je ne le fais pas ? », « est-ce dans mon intérêt ? », « comment cela va-t-il m'aider à atteindre mes objectifs ? ».

Pour résumer, plus vous essayez de rationaliser la demande de l'autre personne, plus vous obtiendrez de résultats.

Pour remarquer une tentative de manipulation dirigée vers nous, nous pourrions aussi considérer la distance physique assumée. Par exemple, si l'autre personne est trop proche de nous, si elle veut nous influencer en nous faisant peur, nous n'avons d'autres choix possibles que de réagir de manière appropriée. Certains manipulateurs tentent d'atteindre leurs objectifs en « envahissant » totalement l'espace, pour mieux nous manipuler, presque en essayant de nous « attaquer ». Dans ce cas, nous devons savoir ne pas nous laisser intimider et réagir de manière appropriée.

Nous devons également faire attention aux mains ! Une personne qui veut nous manipuler aura tendance à faire divers gestes accusateurs et agressifs. Il ne sera presque jamais sur la défensive, mais tentera de souligner davantage l'importance de ses propos, car il a tout intérêt à le faire. Si une personne devait nous donner un conseil pour nous aider, elle ne ferait pas beaucoup de gestes, mais resterait froide, nous donnant une suggestion et nous laissant libres de faire ce que nous voulons. Il n'y aurait aucune intention de nous imposer sa volonté.

Il y a aussi un autre signe qui indique que quelqu'un pourrait vouloir manipuler. Il raconterait, avec conviction, des contes de fées, des choses imaginaires, en essayant d'amener le discours sur d'autres pistes. Par exemple, il peut compromettre des données ou des informations, en essayant de faire croire à la victime que le manipulateur a raison. Il ne s'agit pas de raconter des mensonges, contrairement à ce que nous pourrions croire. Il s'agit de montrer les données sous un jour différent, en leur donnant une interprétation subjective plutôt qu'une interprétation objective. Par exemple, de petites diminutions de budget dans l'environnement de l'entreprise peuvent être décrites comme des pertes importantes ou un retard de cinq minutes au travail peut être illustré comme un manque de respect constant envers les collègues.

Il y a aussi d'autres facteurs à prendre en compte, notamment les tentatives d'évaluation. Les actions ou les suggestions d'une seule personne ne sont pas analysées, mais elle, la personne, dans son ensemble. « Vous êtes un professionnel, je suis sûr que vous y arriverez ». « Vous êtes intelligent, donc vous pouvez le faire : nous comptons sur vous ! ». « Tu es très forte et tu peux gérer cette situation ». « Je suis certain que vous êtes compréhensif et que vous comprendrez les raisons que je vous expose ».

Outre ces possibilités, il existe également des tentatives visant à faire en sorte qu'une personne se sente coupable ou responsable d'une action. « Si vous ne faites pas ce que nous demandons, notre entreprise risque de fermer ses portes. » Ou bien... « Si vous ne faites pas ceci, nous allons mourir ». Face à des tentatives de manipulation aussi évidentes, il faut éviter de montrer des émotions intenses, comme l'agressivité ou l'indignation, car cela serait tomber directement dans le piège du manipulateur.

De même, il est préférable d'éviter la culpabilité, effectivement, elle peut surgir en réponse aux paroles du manipulateur et c'est probablement ce qu'il souhaite.

Face à une tentative de manipulation, nous pouvons réagir de différentes manières. Cela dépend en grande partie de notre objectif. Si nos intérêts correspondent aux objectifs du manipulateur, nous pouvons faire semblant de tomber dans son piège et ainsi feindre notre implication. Dans ce cas, nous acceptons simplement ses demandes et nous prétendons être des victimes involontaires.

Nous pouvons également répondre à la tentative de manipulation en essayant de manipuler l'agresseur à son tour. Nous devons lui faire comprendre que nous ne sommes pas une victime, que nous ne sommes pas un sujet facile à manipuler. Dans ce cas, nous répondons au coup par coup. Ainsi, s'il nous est demandé de faire quelque chose, nous pouvons répondre par « Mais pourquoi ne le faites-vous pas ? » ou bien « cela ne m'intéresse pas de le faire ». Le dialogue avec un manipulateur doit être totalement exempt de mots tels que « Excusez-moi » ou « Je suis désolé ». Nous nous trouvons dans un contexte formel, dans lequel nous risquons d'être victimes d'une autre personne, c'est pour cette raison que toutes les « amabilités » doivent cesser immédiatement. Une certaine estime de soi est nécessaire, car ceux qui en ont beaucoup sont généralement moins enclins à être manipulés. Toutefois, attention… Parfois, un certain égocentrisme peut être une carte importante dans les mains de l'autre personne, c'est un facteur qui peut ouvrir la porte à la manipulation, car il est souvent compris comme une faiblesse.

L'estime de soi nous permet de dire non au manipulateur, en rejetant ses tentatives. Il est souvent utile de clarifier avec l'autre personne que nous ne voulons pas être manipulés. Clarifier les choses est un bon moyen d'éviter les problèmes à l'avenir. Plus nous sommes clairs dans notre résistance aux manipulations sournoises, plus nous restreignons cette possibilité aux autres. En fin de compte, après avoir résisté à plusieurs reprises aux attaques, les manipulateurs n'essaieront même pas de nous influencer avec leurs idées.

Il existe également d'autres bons conseils pour ne pas être victime de la manipulation.

1) Il ne faut pas avoir peur, ce qui est un problème lorsqu'il s'agit de contrer la tentative de manipulation des autres. Ils ont leurs propres raisons, mais nous avons les nôtres et nous devons être capables d'affronter nos peurs. Nous pouvons être manipulés lorsque nous ne sommes pas sûrs de notre position ou de nos décisions. Si nous sommes certains de nos pensées, il sera plus difficile pour les autres de nous manipuler.

Un bon exemple de ce point de vue serait la situation entre une entreprise et un client.

« Je veux que vous me fassiez une proposition de vos services, mais je ne vous paierai que plus tard, une fois le travail terminé ».

Nous souhaitons alors lui faire comprendre qu'une avance doit être donnée immédiatement, mais il refuse. Notre réaction peut être différente en fonction de la situation. Avons-nous peur de perdre un client ? Nous avons alors tendance à accepter ses demandes. Nous n'avons pas peur ? Nous rejetons sa manipulation et continuons à battre le fer de notre entreprise.

2) Il est préférable de ne pas être gentil tout le temps. Quatre-vingt-dix pour cent des manipulations sont basées sur des théories selon lesquelles « il faut être bon », en taisant le fait que cela est très bénéfique pour quelqu'un et que ce quelqu'un n'est

certainement pas vous. Il faut donc dire non, refuser de répondre positivement à toutes les demandes.

3) Il faut casser le modèle du manipulateur. De nombreuses manipulations deviennent possibles principalement parce que vous entrez et jouez le jeu du manipulateur. Lorsque vous commencez à jouer selon les règles d'une autre personne, vous finissez presque toujours par perdre. Vous êtes désavantagé et il est parfois préférable de sortir du schéma, d'arrêter la manipulation et de demander calmement, avec confiance et sans accusation : « Que voulez-vous exactement de moi ? »

« Quel genre d'actions attendez-vous de moi ? ».

Pour la contrepartie, il s'agit généralement de simplement « briser le schéma ». Le manipulateur s'attend à des contre-manipulations, à des excuses, à des tentatives, de la part de son interlocuteur, de se montrer plus malin, avec une méthode plus... maligne !

Un autre exemple est celui des négociations habituelles sur les prix. Si un client, au lieu de dire que le prix ne le satisfait pas ou qu'il souhaiterait une prime ou un rabais, commence à parler du coût de la vie, de l'augmentation des prix, de la difficulté de vivre en période de pandémie ou du fait que le coût des produits ou services des concurrents est inférieur, nous pouvons supposer qu'il essaie de manipuler.

Dans ce cas, il suffit de demander au client potentiel ce dont il veut être sûr. S'il veut coopérer, il est fort probable qu'il craquera et expliquera pourquoi toutes ces plaintes sur l'injustice de la vie. Si ce n'est pas le cas, nous pouvons penser qu'il s'agit d'une tentative de manipuler et de rejeter la faute sur les autres.

4) Les réponses aux manipulations doivent être claires et brèves, car la brièveté est la sœur du talent. Si nous répondons par une réponse trop longue, l'autre personne peut penser qu'elle a une certaine importance. Plus la réponse aux manipulations est courte et claire, moins la marge de manœuvre du manipulateur est grande. En effet... Il n'y a rien à absorber, rien à « saisir » ni à manipuler !

Bien sûr, certains d'entre eux trouveront des points d'ancrage dans les discours les plus simples à première vue, mais en fin de compte, plus le discours est court, meilleurs sont les résultats. Si l'on se réfère à l'exemple ci-dessus, il suffit de répondre : « Je suis vraiment désolé, nous ne travaillons jamais sans paiement anticipé, c'est impossible ». En pratique, nous disons simplement : « Voyez-vous... Nous avons ceci, et cela, nous ne pouvons rien vous offrir d'autre ». Sous-entendu... « Vous avez compris ? »

5) Enfin, il est également conseillé de ne jamais répondre à des questions rhétoriques ou peu claires. S'il n'y a pas de questions directes, il ne peut y avoir de réponses directes. C'est la meilleure philosophie pour tous ceux qui veulent éviter les problèmes. Il est préférable de laisser le manipulateur dévoiler ses cartes.

CHAPITRE 10
UTILISEZ LES MOUVEMENTS DU CORPS POUR AMELIORER VOTRE PRESENTATION

Lorsque nous parlons d'analyser les signaux corporels ou de « lire » les sentiments ou les désirs d'autrui, nous oublions souvent que le nombre de personnes capables d'effectuer de telles opérations ne cesse d'augmenter au fil du temps. C'est désormais une tendance qui ne montre aucun signe d'affaiblissement, tant il est vrai que de nombreuses personnes sont capables d'effectuer une analyse précise d'un individu. Par conséquent, en prenant conscience des mouvements que nous devons faire pour inspirer aux autres plus de confiance et de sécurité ou simplement pour améliorer l'impression que les autres ont de nous, nous pouvons aussi les prédisposer positivement à notre égard. Il ne s'agit pas seulement d'utiliser le langage corporel pour atteindre un objectif, mais surtout pour être intéressant aux yeux des autres. Montrons que nous connaissons également les bases du langage corporel et que nous savons comment l'utiliser avec succès.

Le principal problème est que la présentation de soi change légèrement en fonction du contexte. Lorsque nous nous adressons à du public, l'approche peut être unique, mais si nous ne nous adressons qu'à une seule personne, il faut employer d'autres outils. Cependant, il existe plusieurs cas où il y a des éléments communs.

1) Conseils pour inculquer la positivité

Lorsque nous sommes tendus, nous transmettons, malheureusement, nos sentiments de colère et d'agressivité aux autres. Les erreurs ne sont pas commises simplement parce que nous voulons impressionner le public. Le plus gros problème est celui des émotions ressenties. Parfois, nous sommes littéralement esclaves de nos sentiments. Nous voulons faire la meilleure impression possible et ce désir exerce une grande pression sur nous. Pourtant, notre langage corporel peut non seulement nous trahir en communiquant notre nervosité à l'autre personne, mais aussi contribuer à détendre et à calmer l'auditeur ! De ce point de vue, les expressions faciales revêtent une grande importance. Si nous sommes tendus, nous risquons de le laisser transparaître sur notre visage. Les joues peuvent devenir rouges, les sourcils se plisser légèrement vers l'avant. À l'inverse, le visage ne doit pas être trop froid. Idéalement, nous devrions conserver une expression positive, peut-être soulignée par un beau sourire. De cette manière, nous pourrons également insuffler une certaine positivité à l'interlocuteur, et cela s'applique aussi bien lors d'une conversation avec une autre personne que lors d'une présentation publique. Un sourire, des gestes de la main pas trop brusques, de légers mouvements de la tête sont autant de facteurs qui peuvent communiquer une bonne confiance en soi à l'interlocuteur. Nous ne devons pas nous contenter de parler, mais parfois poser des questions, amener l'autre personne à les poser et ainsi de suite.

2) Parlez sans aucune crainte

Parfois, lorsque nous devons tenir une conversation importante, nous commettons la même erreur que beaucoup de personnes. Nous bégayons, nous parlons de façon imprécise, sans pouvoir dire une phrase complète sans erreurs. Tout cela véhicule des sentiments d'insécurité ou d'incertitude, des éléments qui ne devraient pas faire partie de la « marque personnelle » d'une personne. Parler sans crainte signifie également gesticuler sans crainte. Si nous gardons une communication trop froide, si nous restons très « contractés » et sans savoir que faire, l'autre personne pourrait penser que nous cachons quelque chose. À ce moment-là, nous pouvons avoir d'autres problèmes et l'autre personne se ferme, nous apparaissons sous un jour négatif et les autres ne nous parlent pas. Les gestes nous aident à éviter cela en incitant les autres à s'exposer et à percevoir notre ouverture.

Bon nombre des gestes dont nous avons déjà parlé peuvent nous aider à parler même aux personnes les plus introverties. Il faut se souvenir, par exemple, des hochements de tête affirmatifs, qui montrent notre intérêt et font comprendre à l'autre personne que nous l'écoutons. L'invitation à parler faite avec la main peut être importante pour briser la glace. Il ne faut pas non plus oublier le simple geste de la main levée lorsqu'on explique quelque chose : il indique que la discussion est ouverte et sincère.

3) Le principal facteur à prendre en compte lors d'un dialogue est la curiosité des autres. Nous devons la stimuler si nous voulons paraître brillants et améliorer l'image que les autres ont de nous. Nous ne pouvons pas éveiller cette curiosité dans un sens négatif avec nos mouvements corporels, mais nous pouvons utiliser des gestes pour donner plus de valeur à ce que nous disons. Ainsi, si nous racontons une histoire drôle, nous pouvons renforcer l'effet en faisant des gestes avec nos expressions faciales, non seulement en souriant, mais même en haussant les sourcils, comme pour simuler un geste de surprise. De cette façon, nous accordons plus d'attention aux mots prononcés. L'ensemble de nos mouvements ne fera qu'accentuer la focalisation sur l'histoire, en la mettant en valeur. De petits mouvements des mains, des yeux, des sourcils ou du torse peuvent faire de nous de meilleurs communicateurs.

4) Rester ouvert

Il existe deux types de personnes, celles qui sont ouvertes aux conversations avec les autres et celles qui sont fermées. Si nous voulons faire bonne impression, nous devons indiquer clairement que nous sommes ouverts. C'est pour cette raison qu'il est préférable d'utiliser principalement les gestes d'ouverture, dont la signification a déjà été expliquée.

5) L'importance de la posture et du regard

Enfin, la nécessité de contrôler sa posture est également mise en avant et, malheureusement, c'est une chose que beaucoup de gens oublient. Nous prêtons attention aux expressions du visage ou aux gestes des mains, en oubliant que le corps parle dans son ensemble. Si nous nous tenons trop droit, presque comme si nous étions au garde-à-vous dans une armée, l'autre personne peut devenir tendue. Il en irait de même si nous regardions toujours au même endroit. Il existe évidemment des règles pour les dialogues officiels ou non-officiels, et les restrictions pour la communication dans les environnements d'entreprise ou politiques sont beaucoup plus importantes. Néanmoins, pour obtenir de bons résultats, il est nécessaire d'être un peu « flottant », détendu.

Ce type de posture nous aide à faire de même avec l'autre personne, et ainsi la communication peut mieux se dérouler. Après tout, personne ne veut rester parfaitement rigide et nous avons tous besoin d'une certaine liberté. Une posture un peu souple nous aide à l'être et met les autres à l'aise aussi, mais comme en toute chose, il ne faut pas exagérer. Si nous avons tendance à être trop doux, l'autre personne risque de s'énerver. Cette dernière penserait que nous ne sommes pas intéressés par le dialogue et que nous avons d'autres problèmes en tête. Il y a aussi des individus qui pourraient considérer cela comme un manque de respect. Il en va de même pour le regard, car le garder dirigé dans une seule direction est une erreur, tout comme le fait de se promener dans la pièce ou dans la salle, sans regarder l'autre personne et sans s'attarder sur quelque chose de précis. Une bonne idée serait de regarder la personne à qui vous parlez et, de temps en temps, de tourner également votre regard vers les autres.

CHAPITRE 11
COMMENT RECONNAITRE LES FAUSSES EMOTIONS ET MAITRISER LES EXPRESSIONS FACIALES?

Lorsque nous parlons de gestes, nous oublions souvent les mouvements musculaires. Nous ne sommes pas tous des acteurs professionnels et ne savons pas contrôler nos expressions faciales de manière à rassurer, menacer, prédisposer, inspirer confiance, etc. Un bon acteur avec son seul visage est capable de simuler toute une gamme d'émotions, des plus simples aux plus complexes. Beaucoup d'entre elles pourraient être fausses et nous pouvons observer de petits signes qui indiquent quand une émotion exprimée par le visage est simulée et quand elle ne l'est pas.

La capacité à reconnaître les émotions à partir des expressions faciales est une compétence qui nous vient naturellement. Nous n'avons pas besoin d'un livre pour savoir quand une personne est en colère, à quel moment elle est heureuse, lorsqu'elle est triste et ainsi de suite. Bien sûr, nous pourrions améliorer notre habileté à détecter les émotions les plus simples et les plus petites, afin d'accroître la qualité de nos relations et de mieux connaître les autres. Ce n'est pas une coïncidence si cette compétence est de plus en plus recherchée dans le monde du travail, notamment chez les professionnels tels que les enquêteurs, les juristes ou les médecins légistes, etc. D'autre part, cette compétence pourrait également se révéler très utile dans la vie de tous les jours, puisqu'il n'est pas nécessaire d'être un détective pour être capable de déceler les plus petits signes indiquant la présence d'une émotion. Il peut pareillement être nécessaire de lire et d'être capable d'interpréter correctement les expressions faciales de notre voisin ou de notre collègue de travail. Bien sûr, cela n'est pas si complexe, mais il peut être difficile d'identifier les micro-mouvements ou les petites oscillations des sourcils, de détecter le changement de vitesse du mouvement des paupières, etc. Selon la science, toutes les expressions faciales découlent de l'activation de certains groupes de muscles spécifiques qui, à leur tour, sont liés à certaines humeurs. Par conséquent, au moment de l'activation des muscles faciaux, il est possible de détecter le type d'émotion que ressent l'autre personne. En outre, nous pouvons également comprendre l'intensité de l'émotion qui active le mouvement des muscles faciaux. Ainsi, pour citer un exemple, si nous ressentons beaucoup de colère, nos sourcils s'arquent beaucoup. Cependant, il faut préciser ici une chose importante. Selon certaines études, il n'y a pas de corrélation directe entre l'intensité de l'expression faciale et l'intensité de l'émotion ressentie. De plus, il semblerait que ces facteurs soient très variables en fonction du caractère de la personne. Si le sujet est de nature très calme, une légère inclinaison des sourcils peut difficilement indiquer une forte colère, mais, en revanche, peut signifier une légère contrariété ressentie.

Il existe toute une discipline, particulièrement utilisée par les joueurs de poker, qui se concentre sur l'étude des mouvements du corps et des expressions faciales qui surviennent en réponse à l'émergence d'émotions, même les plus petites et à première vue les moins significatives. Il ne s'agit pas simplement de kinésique, une discipline qui se concentre sur l'étude du langage corporel, mais d'une compétence que les joueurs de poker apprennent au fil du temps. Même un mauvais regard ou un mauvais choix de direction du regard peut leur donner un aperçu du type d'émotion que ressent l'autre personne. Mais comment peuvent-ils comprendre avec une grande précision si l'autre personne bluffe ? Ils observent même les plus petits mouvements des expressions faciales, des yeux et des mains.

En particulier :

Un léger mouvement latéral des lèvres, au cours duquel l'angle est créé d'un côté de la bouche, indique une certaine irritation ou impatience. Cela signifie que la personne n'est pas convaincue de quelque chose ou qu'elle fait des calculs. Ce n'est pas un mouvement facile à saisir, notamment parce qu'il peut être instantané et qu'il faut toujours s'assurer qu'il n'a pas été truqué. Qui peut nous assurer que notre interlocuteur ne cherche pas à nous faire croire qu'il est passionné ou contrarié ? Dans un jeu d'esprit, toutes les armes peuvent être efficaces.

Ceux qui bougent leurs globes oculaires rapidement, presque comme s'ils cherchaient un objet, cachent probablement quelque chose.

En général, les yeux sont déplacés rapidement en réponse à des questions particulières, si vous ne voulez pas que l'autre personne sache ce que vous ressentez ou lorsque vous cherchez une issue à une situation potentiellement difficile. Il n'est pas surprenant que ce soit également l'un des mouvements naturels les plus analysés au jeu de poker, car il est difficile à dissimuler.

Si vous avez lu ce livre attentivement jusqu'à présent, vous pouvez également comprendre que non seulement les yeux ont une grande importance, mais aussi les mains. Par exemple, lorsque nous sommes trop tendus, une impulsion électrique involontaire peut se déclencher et activer le mouvement d'un doigt. Il pourrait aussi bien s'éteindre pendant un moment, surtout si le contrôle du corps ne se fait pas parfaitement. Bien sûr, même les gestes les plus évidents ne doivent pas être ignorés.

Nous en avons déjà parlé et il serait superflu de se répéter, mais par exemple, si le sujet analysé serre le poing durant une seconde, il ne faut pas être un génie pour se rendre compte qu'il éprouve des émotions de colère.

À cela, s'ajoute la nécessité de pouvoir distinguer les différents types d'expressions faciales.

D'abord, il y a les expressions dites faibles. Lorsque nous parlons d'émotions faibles, nous entendons tous ces sentiments qui ne sont pas facilement visibles. L'activation de la musculature faciale dans ces cas est plutôt faible. Il s'agit de mouvements qui se produisent lorsque l'état émotionnel ne se manifeste pas pleinement ou quand une émotion est passée et que son intensité s'estompe. Il est également possible de détecter de tels mouvements puisque le sujet tente de masquer ses émotions. Il s'agit de tous les réflexes qui n'activent qu'une partie de la musculature faciale, tels les mouvements des sourcils mentionnés plus haut. Ils se produisent généralement en raison de la faible intensité de l'émotion ou parce que l'individu tente de masquer son ou ses sentiments.

En plus de celles-ci, il existe les expressions dites partielles, qui sont très similaires aux expressions faibles, mais avec aussi quelques différences. Il s'agit d'expressions qui affectent une plus grande partie du visage que les émotions faibles. Par exemple, elles peuvent affecter les deux sourcils plutôt qu'un seul. De tels mouvements sont difficiles à détecter, notamment parce qu'ils sont complexes à repérer. Néanmoins, un œil expérimenté pourrait les remarquer sans trop de difficulté.

Enfin, nous remarquons les micro-expressions, qui sont les plus naturelles et authentiques de toutes. Elles se produisent le plus souvent involontairement, en une fraction de seconde. Elles ne peuvent en aucun cas être simulées ou truquées et représentent l'émotion qui les a provoqués. Les personnes qui génèrent des micro-expressions ne sont pas du tout conscientes de le faire, mais elles peuvent le deviner à partir de notre réaction. C'est pour cette raison que, lorsqu'on analyse les expressions et les émotions d'autrui, il est essentiel de rester impassible, sinon l'observateur pourrait essayer de modifier l'expression qu'il vient d'adopter. Un bon observateur sera capable de saisir les moindres mouvements de la musculature faciale et de comprendre ce que pense l'autre personne.

En outre, il faut savoir comment repérer la personne qui essaie de simuler ses émotions. Comme nous l'avons déjà mentionné, les acteurs sont assez doués pour cela, mais même les meilleurs d'entre eux peuvent être « pris » par un œil attentif.

Il y a quatre paramètres à évaluer pour voir si quelqu'un essaie de simuler une expression ou non. La morphologie, le timing, la localisation et les micro-expressions. Chacun de ces paramètres peut être très utile pour comprendre si nous avons affaire à un bon « faussaire » ou si l'émotion manifestée est authentique.

Procédons dans l'ordre.

Morphologie

Lorsque nous parlons de « morphologie faciale », nous entendons la configuration que prend le visage lorsque les émotions primaires se manifestent. Quand une personne essaie de contrôler ses expressions faciales, elle n'y parvient généralement qu'avec la bouche. Le contrôle du front ou des yeux est beaucoup plus difficile, car il y a moins de connexions nerveuses connectées à ces zones du visage qui peuvent être contrôlées volontairement. Par conséquent, les mouvements du front ou des yeux sont le plus souvent involontaires. En revanche, lorsqu'un sujet essaie de contrôler sa bouche, il le fait pour diverses raisons. Tout d'abord, elle est très importante, car elle joue un rôle essentiel dans l'acte de parler. Puisque nous parlons, nos interlocuteurs regardent souvent nos lèvres, plutôt que nos yeux, effectivement, ils sont attirés par leur mouvement. Le regard porté à nos lèvres n'indique pas grand-chose et signifie que l'interlocuteur est plus intéressé par la forme de ce que nous disons plutôt que par le fond. Lorsque nous voulons gérer les expressions plus incontrôlées de nos émotions, nous essayons de modérer les mots qui sortent de nos bouches. Parfois, nous essayons même de l'utiliser pour combiner sa forme avec les signes d'autres émotions qui apparaissent sur le visage. Il existe divers signes faciaux qui peuvent être considérés comme des « signes conventionnels ». Lorsqu'ils apparaissent, nous pouvons immédiatement identifier une émotion particulière. Il s'agit notamment des sourcils abaissés vers l'intérieur, mentionnés plus haut, c'est le signe de la colère. Évidemment, s'ils apparaissaient seuls, il deviendrait difficile d'établir s'il s'agit de signes authentiques ou faux, étant entendu que les signes faciaux réalisés avec des zones faciales incontrôlables sont, dans la plupart des cas, authentiques. Il convient également de faire une distinction claire avec les « communicateurs culturels », dont le « clin d'œil » est un parfait exemple. De tels signes sont souvent le fait de manipulateurs, qui ne cherchent pas toujours à manipuler l'esprit des autres, mais utilisent parfois le langage corporel pour influencer son propre esprit, prendre confiance en soi ou calmer des craintes.

Il faut toutefois préciser que cela n'est pas facile et que des gestes comme se mordre les lèvres n'ont pas toujours l'effet escompté. De nombreuses personnes essaient de s'autogérer pour obtenir des avantages et il est possible de le faire, mais le sujet mériterait un livre à part.

Un argument très similaire s'applique aux personnes appelées « illustrateurs ». Ces personnes ont tendance à « souligner » les mots prononcés par des gestes particuliers, comme lever les sourcils, intensifier le regard, bouger les mains ou serrer les lèvres. Ces mouvements sont naturels, c'est pourquoi, s'ils ont été faits, il ne faut pas penser immédiatement qu'ils simulent des émotions. Il faut d'abord considérer leur nature d'illustrateurs.

Cela dit, voyons comment nous pouvons reconnaître des émotions simulées grâce à la morphologie du visage.

1) La tristesse

C'est l'une des émotions les plus faciles à simuler. Elle se fait par une légère posture de la bouche, puis en baissant le regard. La partie supérieure du visage n'est pratiquement pas utilisée lorsque nous voulons simuler la tristesse. Par conséquent, si nous constatons que les muscles du front, des paupières et des sourcils ne bougent pas, nous pouvons supposer une émotion simulée. En général, un regard fugace sur l'interlocuteur suffit pour détecter l'absence de tension musculaire dans la partie supérieure du visage. Le principal problème est que les meilleurs manipulateurs sont également capables d'accentuer le mouvement des muscles. Par ailleurs, il ne faut pas confondre la simulation du sentiment de tristesse avec la manifestation d'une émotion de faible intensité. Dans ce dernier cas, le pli qui est fait au niveau des sourcils est si léger qu'il devient difficile à remarquer. Cependant, une marque faible n'indique pas nécessairement que l'émotion est feinte, au contraire. Il est parfois plus difficile de simuler des signes faibles que des signes intenses.

2) La joie

Lorsqu'il s'agit d'examiner la joie, il faut pareillement prêter attention à la partie supérieure du visage. En effet, lors de la simulation de la joie, des mouvements particuliers des sourcils sont effectués, qui dans de nombreux cas s'élargissent vers le haut. Néanmoins, ce mouvement est faible et pas particulièrement accentué. Il est certainement plus facile d'analyser la situation dans laquelle l'expression du bonheur est légèrement atténuée. Dans ce cas, des traces subsistent sur les joues, elles se relèvent légèrement, tandis que les paupières inférieures et les lèvres s'affaissent un peu.

3) L'expression de la surprise

Les personnes qui tentent de simuler l'expression de la surprise sont si nombreuses que l'on peut désormais observer la « fausse surprise » pratiquement partout. Le principal problème est qu'il s'agit d'une émotion très simple à simuler, car le mouvement des sourcils et de la bouche, ils s'élargissent tous deux, est utilisé. Pour comprendre quand nous avons affaire à une expression de surprise simulée, il faut prêter une attention particulière aux paupières, elles sont détendues plutôt que... bien ouvertes. Cependant, un mouvement similaire se produit également lorsqu'une expression de plaisir est assumée. Divers indicateurs « faibles », comme un léger mouvement des joues, indiquent que l'effet de surprise n'est pas élevé ou que l'individu n'a pas réussi à bien le simuler. Il s'agit souvent d'une expression utilisée par les individus pour masquer la peur, car les expressions faciales utilisées sont très semblables. En outre, l'expression de la surprise peut pareillement servir à reproduire toute une série d'autres émotions, allant du bonheur au... mépris.

4) La peur

Lorsque nous parlons de l'analyse des émotions, nous ne pouvons certainement pas oublier la peur. C'est un sentiment primordial qui indique un moment d'insécurité. Afin de comprendre si l'émotion de peur est réelle et non simulée, il faut évaluer la zone des sourcils et du front en particulier. Dans le cas d'une zone non expressive, nous pouvons penser qu'il s'agit d'une simulation. Toutefois, les situations doivent être examinées au cas par cas, car l'inexpressivité du front et des sourcils peut également signifier que l'on a affaire à une frayeur ou une horreur légère. Dans d'autres situations, il est également possible que de tels signes indiquent la présence du sentiment de mépris. Il arrive aussi que nous dénotions d'abord la peur, puis un sourire, presque comme si la personne était soulagée. Dans ce cas, il est probable que l'expression de la peur, avant le sourire, était authentique et que le sourire a servi à masquer la peur ou qu'il s'agissait d'un sourire de soulagement après la disparition de la source de la peur.

5) Colère

La colère est un autre sentiment extrêmement facile à simuler, car il nécessite l'utilisation de peu de zones musculaires. De plus, les indices révélateurs permettant de soupçonner une émotion feinte ne sont pas nombreux. Par exemple, l'un des signes les plus courants de la colère est le froncement des sourcils. C'est un mouvement qui peut être simulé très facilement, comme il ne nécessite l'utilisation que de quelques groupes de muscles du visage. Même simuler la colère avec la partie inférieure du visage est aisé à faire : il suffit de garder la bouche fermée et de serrer les lèvres. Un mouvement beaucoup plus difficile à recréer est la tension de la paupière inférieure. Les personnes en colère montrent généralement beaucoup de tension dans cette zone et vous pouvez le constater si vous prêtez attention aux petits mouvements de la paupière inférieure.

6) Dégoût

Enfin, les expressions de dégoût ou de mépris se distinguent. Ces sentiments sont différents, mais la manifestation visuelle sur le visage est presque la même. Comme les autres sentiments présentés ici, ils sont assez simples à simuler et peuvent être détectés sans trop de difficulté, également parce qu'ils ont des éléments communs très similaires. Le nez se retrousse, un coin de la bouche est relevé et dans plusieurs cas, la lèvre supérieure est également relevée. L'évaluation des zones du front et des sourcils est, dans ce cas, d'une importance secondaire, mais elles sont surtout analysées lorsque nous devons comprendre si la personne en face de nous utilise l'expression de la colère pour couvrir une autre émotion ou non. Nous pouvons également dire que l'expression de colère a été simulée par le mouvement des sourcils, car si l'individu veut paraître en colère, il tend trop les paupières ou rapproche beaucoup les sourcils. Souvent, une petite grimace semblable à celle que l'on fait en cas de mépris ou de dégoût près de la bouche et du nez peut également être dénotée.

Timing

Nous pouvons également deviner qu'une émotion montrée sur le visage n'est pas parfaitement authentique en prêtant attention au moment de l'apparition, de la durée et de la disparition de l'émotion. Là encore, beaucoup dépend de la personnalité du sujet analysé. Certaines personnes sont très passionnées et leurs émotions peuvent durer plus longtemps que d'autres. À cela s'ajoute une autre petite difficulté. Il est objectivement impossible d'indiquer des timings précis pour chaque émotion, car beaucoup dépendent du contexte dans lequel l'expression est montrée. En général, cependant, le cycle de vie d'une émotion présente des paramètres précis. Elle naît, dure et disparaît. La disparition se fait progressivement : l'émotion s'estompe de plus en plus jusqu'à disparaître complètement. Dans certains contextes, cependant, l'émotion peut durer très longtemps, il suffit de penser à l'environnement de travail.

Supposons que nous ayons fait une grave erreur au travail. Notre patron arrive et commence à nous gronder en disant que nous avons mal exécuté une tâche particulière. Son émotion peut donc durer longtemps, selon la gravité de l'erreur que nous avons commise. Un autre exemple est l'amusement. Nous pouvons tous faire semblant, mais si quelqu'un le fait continuellement, pendant très longtemps, cela signifie que cette personne s'amuse peu en réalité, mais qu'elle ne veut pas être découverte.

Cette particularité s'applique également à de nombreuses autres émotions. Il est difficile d'être dégoûté ou surpris, en permanence. Ce sont des émotions qui ont un caractère quasi instantané. Elles apparaissent et disparaissent en peu de temps, mais il existe néanmoins des situations dans lesquelles ils peuvent avoir une durée prolongée.

Placement

Nous parlons d'un facteur d'évaluation lié au temps d'expression qui indique le lien entre l'apparition de l'émotion sur le visage avec des mots ou des mouvements du corps. En pratique, il serait étrange qu'une émotion de colère n'apparaisse pas instantanément après une infraction, mais après trente secondes. Une émotion provoque l'apparition de l'expression, c'est un processus quasi instantané et c'est toujours l'émotion qui précède l'apparition de l'expression. En fait, si le contraire se produit, nous pouvons immédiatement envisager la possibilité que le sentiment ait été falsifié.

Pour donner un bon exemple, il suffit de penser à la situation dans laquelle une personne dit à l'autre... « J'en ai vraiment marre de toi ! » et d'afficher l'expression de la colère sur son visage. Dans ce cas, il est clair qu'il s'agit d'une expression falsifiée. À l'inverse, si l'expression a été montrée avant de parler, nous pouvons supposer exactement le contraire. Dans ce cas, l'émotion montrée est crédible. Il en va de même pour les mouvements du corps. Si l'on doit taper du poing sur la table pour simuler une émotion de colère, nous le faisons naturellement au moment où l'émotion est exprimée. Si l'on ne tape du poing sur la table qu'après avoir manifesté sa colère, cela signifie que cette dernière est feinte.

Micro-expressions du visage

Enfin, nous nous concentrons également sur les micro-expressions faciales déjà mentionnées. Nous pouvons penser, à tort, qu'il s'agit d'un sujet sans importance, notamment parce que les micro-expressions ne sont pas faciles à voir, et pourtant, elles constituent l'un des principaux facteurs d'évaluation, car elles ne peuvent être simulées. Elles sont complètement dépendantes du système nerveux parasympathique, elles apparaissent et disparaissent involontairement. Ce sont de petits mouvements de notre musculature faciale qui sont effectués lorsque, par exemple, nous essayons d'adoucir ou de cacher une expression. Normalement, ils sont déjà inclus dans le mouvement que font les muscles faciaux, ils se produisent instantanément et sont très petits. S'ils ne sont pas du tout présents, cela signifie que l'individu ne ressent pas vraiment l'émotion dont il montre l'expression. Les véritables micro-expressions, générées suite à l'apparition d'une émotion réelle, durent très peu, environ 1/25 de seconde.

Comment ce chiffre peut-il nous aider ? Simple : comme déjà mentionné, les micro-expressions ne peuvent être simulées, mais les meilleurs manipulateurs parviennent à se convaincre tellement qu'ils ressentent de la colère, de la peur, du mépris ou d'autres sentiments, qu'ils recréent également ces petits mouvements, qui, dans ce cas, peuvent durer une seconde ou plus.

Les meilleurs observateurs accordent une attention particulière aux micro-expressions du visage, car ils peuvent les voir. Cependant, ce n'est pas une méthode d'évaluation adaptée aux débutants, car ces derniers ne possèdent pas les compétences nécessaires pour capter ces petits mouvements.

CHAPITRE 12
MIRRORING, CE QUE C'EST ET COMMENT L'UTILISER

Parfois, nous pouvons voir quelqu'un simuler nos gestes, nos mots ou notre intonation afin d'ouvertement se moquer de nous ou simplement pour nous montrer comment nous nous comportons. Comme son nom l'indique, « mirroring », il s'agit du processus consistant « en miroir » à se faire passer pour une autre personne. C'est une technique précise souvent utilisée, par exemple, par les mères qui veulent calmer leur enfant ou par les camarades de classe lorsqu'ils tentent d'imiter le comportement d'un camarade ou d'un enseignant. Cette technique tente de reproduire la communication de l'individu à tous les niveaux, verbal, non-verbal et para-verbal, et son but est de créer une relation de plus grande empathie et sympathie avec l'interlocuteur. Il s'agit d'une technique « amicale » qui peut être utilisée en diverses occasions et à de nombreuses fins, aussi bien entre amis et connaissances qu'entre collègues de travail. La syntonie qui se crée entre les personnes capables d'imiter la communication des autres contribue à améliorer la qualité du travail effectué et permet d'obtenir de meilleurs résultats dans pratiquement tous les domaines. L'empathie qui se crée permet d'abaisser le seuil d'attention d'un individu envers un autre et fait que chacun se sent un peu plus libre.

L'aspect le plus difficile de cette technique est que « refléter » la communication d'une autre personne n'est pas aussi facile qu'il n'y paraît à première vue. En fait, il faut être doué pour la mise en miroir et être une personne désinhibée qui peut faire la mise en miroir sans offenser. Par le passé, il s'est produit à plusieurs reprises que des personnes utilisant cette technique obtiennent exactement l'effet inverse de celui qu'elles espéraient, car le miroir, s'il est mal fait, peut ne plus rapprocher les gens, mais... les éloigner. Nous pouvons même dire qu'il s'agit d'une technique dangereuse, surtout si elle est employée sans faire attention aux petits détails. Par exemple, il est préférable de construire l'imitation de manière à éviter toute offense possible, qu'elle soit directe ou indirecte. L'autre personne doit comprendre qu'il s'agit d'une manière sympathique de l'approcher et de ne surtout pas s'en offusquer, car nous parlons d'une méthode, à l'allure parfois « ironique », permettant de créer des liens entre les individus.

Le mimétisme peut être purement verbal, auquel cas seul le langage est utilisé pour correspondre à celui de la personne imitée, tandis que tout le reste, mouvements des mains, posture et ton, reste identique. Un bon exemple est la vitesse à laquelle le sujet parle. S'il a prononcé cent mots en une minute, nous le pouvons aussi ! Parler rapidement est un bon moyen de mettre l'autre personne à l'aise, presque comme si elle était « chez elle ». Un autre exemple intéressant est celui des dialectes. Si la personne que nous voulons approcher utilise beaucoup de dialectes, nous pourrions le faire aussi pour l'aider à communiquer. Il ne s'agit donc pas d'une technique qui vise uniquement à imiter, mais plutôt d'une possibilité qui vise à aider la personne, à la mettre à l'aise. Il est évident que le miroir verbal ne peut pas toujours être utilisé. Si nous nous trouvons dans un contexte professionnel, même avec d'autres personnes, nous ne pouvons pas utiliser trop de mots dialectaux que, peut-être, les autres ne comprennent pas.

À cela, s'ajoute le miroir physique qui, comme nous pouvons le deviner, consiste à simuler le langage corporel de l'autre personne. Si elle gesticule beaucoup, nous aussi. Si elle ne le fait pas, il vaut mieux que nous nous limitions aussi. En pratique, l'essence du miroir est de trouver une sorte de parité des gestes. Cette technique peut être utilisée non seulement entre collègues, mais même entre personnes occupant des fonctions différentes. Le directeur d'une entreprise peut utiliser le mirroring envers son propre employé qui peut le faire à son tour.

Comme le montrent les statistiques, il est possible d'obtenir de meilleurs résultats lors d'une négociation si nous parvenons à « ouvrir » l'autre partie, à la faire se sentir plus proche. Toutefois, c'est une astuce que de nombreux professionnels essaient d'éviter, d'autant plus que l'autre personne pourrait se sentir offensée ou se rendre compte qu'elle est copiée dans ses attitudes ou paroles.

Le mirroring de la respiration est également efficace pour atteindre ses objectifs. En contrôlant votre respiration et en la réglant d'une manière particulière, par exemple en respirant plus fréquemment ou en prenant des respirations plus rares, mais aussi plus profondes, permet de calmer l'autre personne ou... de la rendre anxieuse.

Cependant, il est nécessaire d'apprendre à maîtriser cette respiration de manière à obtenir ce que vous souhaitez et tout le monde n'en est pas capable. Dans la plupart des cas, en essayant d'influencer la respiration, nous risquons de rendre notre interlocuteur méfiant.

Tous les facteurs mentionnés ci-dessus peuvent pareillement être utilisés contre nous. Nous ne sommes pas les seuls à vouloir influencer les autres en utilisant des techniques universellement connues. Tout le monde veut le faire et nous ne sommes pas exclus des victimes. C'est pour cette raison qu'il est important d'analyser les changements dans la respiration d'un interlocuteur, que vous pouvez observer, tout en essayant de comprendre si ses modifications sont faites consciemment ou non.

Dans la plupart des cas, la technique du miroir passe inaperçu pour la simple raison que nous n'avons pas l'habitude de l'utiliser et lorsque quelqu'un essaie d'utiliser cette technique contre nous, nous ne le soupçonnons pas. Nous pensons qu'en agissant ainsi, l'autre personne veut simplement se montrer amicale envers nous. Certaines personnes utilisent le mirroring sans vraiment savoir ce que c'est, mais uniquement, dans une forme d'instinct, pour s'ouvrir aux autres. Pourtant, il s'agit certainement d'un outil très important, surtout si nous considérons les énormes avantages qu'il peut procurer. Ce n'est pas un hasard si cette méthode est utilisée par les grandes entreprises, les agences de presse, les chaînes de télévision et même les simples communicateurs, pour influencer le comportement des autres.

Toutefois, avant de la mettre en pratique, il serait bon de comprendre la manière de le faire et de s'y exercer, afin de ne pas courir le risque de rencontrer des problèmes. Comment faire ? Nous pouvons commencer par un miroir conscient, en se tournant vers un ami, par exemple. Si nous voulons simuler sa connaissance, nous pouvons lui demander de le faire et il sera le maître qui corrigera nos erreurs.

Deuxièmement, il est possible de s'exercer seul devant un miroir. L'objectif principal de cette technique est de gagner en maîtrise et d'être aussi crédible que possible.

Ainsi, si vous parlez devant un miroir, vous serez en mesure de repérer automatiquement les erreurs et de les corriger. Vous remarquez les inexactitudes et vous comprenez comment remédier au problème.

Enfin, il est important d'observer les experts afin d'apprendre de leurs connaissances. Même au sein d'une entreprise de taille moyenne, il existe un professionnel de la psychologie qui connaît toutes les nuances du domaine et qui est capable de maîtriser et d'expliquer parfaitement la situation. En observant les meilleurs, vous comprendrez mieux comment cette technique est mise en œuvre, quels résultats elle donne et pourquoi il est préférable de l'apprendre parfaitement.

CHAPITRE 13
LE LANGAGE DU CORPS DANS LA VIE AMOUREUSE

Enfin, il faut souligner l'un des sujets les plus importants qui intéressent beaucoup d'hommes et de femmes désireux de comprendre si la personne qui leur plaît présente des sentiments pour eux ou non. Nous parlons ici des gestes qui signalent une attirance sexuelle. Ceux des hommes sont différents des gestes des femmes et présentent quelques particularités à prendre en compte.

Commençons par les femmes. Il existe cinq signes principaux qui indiquent la présence d'une attraction.

Elle met ses mains dans ses cheveux. Lorsqu'elle fait cela, c'est parce qu'elle veut se sentir belle et attirante devant l'homme. Ainsi, le geste de passer sa main dans ses cheveux se produit puisqu'elle veut, d'une certaine manière, les arranger. Ce n'est pas tout. Il s'agit également d'un geste érotique, car de nombreuses femmes, lorsqu'elles perçoivent une attirance, essaient de jouer avec leurs cheveux. Parfois, il arrive qu'en plus d'arranger leurs cheveux, elles passent leurs mains derrière leurs oreilles, en les découvrant. Ce dernier geste est un autre signe important d'attraction, puisque les oreilles jouent un rôle important dans la sexualité féminine.

Elle cherche le contact physique. Il serait inutile de le nier, une femme attirée par un homme essaie de le toucher. Elle pose sa main sur son épaule ou son dos, mais elle peut aussi rechercher le contact physique avec d'autres parties de son corps. De temps en temps, le simple fait de se toucher avec les mains ou les bras indique qu'il y a une attirance. Dans ce cas, le signal est simple à interpréter. Ce geste cherche tout simplement à réduire la distance et à se familiariser avec l'autre personne.

La morsure des lèvres. C'est l'un des gestes les plus sexy qu'une femme puisse faire et il est directement lié à sa sexualité. En se mordant les lèvres, autre partie du corps liée au champ érotique, elle envoie un signal important. « Je te veux ! ». indique-t-elle. Beaucoup pensent qu'il s'agit d'un geste conscient et volontaire, mais ce n'est pas le cas. Dans la plupart des cas, elle est totalement involontaire.

Elle croise les jambes. Lorsqu'elles sont assises, les femmes essaient souvent de croiser les jambes pour attirer l'attention de leur interlocuteur. C'est un geste assez courant, toutefois moins éloquent que le précédent. Il doit être analysé en même temps que les autres signes, car il peut donner des indications importantes.

Les pupilles sont un peu dilatées. Vous vous souvenez que nous avons dit que les pupilles se dilatent si nous ressentons du plaisir ou de l'intérêt ? En observant des pupilles dilatées chez une femme qui nous regarde, nous pouvons supposer que nous lui plaisons. En nous regardant, et si nous constatons cette dilatation, il est clair qu'elle souhaite établir un contact plus étroit avec nous et mieux nous connaître.

En ce qui concerne les hommes, les gestes corporels à prendre en compte sont un peu différents.

L'homme tend la main vers la femme. Les signaux d'attraction d'un homme sont plus directs, tout comme le caractère masculin est plus direct. Si un homme aime une femme, il se penchera vers elle afin de mieux la sentir et de mieux la voir.

Cependant, le buste ne doit pas être trop étiré vers l'avant, car trop d'intérêt pourrait repousser la femme.

Il se caresse la barbe ou le menton. Un signal à prendre en compte est la tendance des hommes à se caresser le menton ou la barbe lorsqu'ils sont attirés par une femme. Ce mouvement se produit parce que le menton masculin est différent du menton féminin et que, pour se sentir « mâle », les hommes caressent cette partie, presque comme s'ils regardaient une œuvre d'art. De même, ils peuvent aussi caresser leurs propres lèvres.

Il regarde directement dans les yeux. Pour comprendre si une femme aime un homme, il faut regarder ses yeux. C'est ainsi que les hommes ont tendance à regarder dans les yeux des femmes qui leur plaisent, quasiment comme s'ils voulaient y trouver quelque chose, une réponse immédiate… Il ne s'agit pas nécessairement d'une façon de fixer la femme dans les yeux, mais simplement d'un signal d'intérêt pour elle.

L'homme présente une certaine agitation et « gesticule » fréquemment. En général, les hommes gesticulent moins que les femmes. C'est pour cette raison que si un homme s'agite beaucoup et fait divers signes, nous pouvons deviner qu'il ressent de l'attirance. Les signes peuvent être très différents, du plus simple au plus complexe. Cependant, il est important qu'ils ne soient pas faits trop brusquement, sinon ils font penser à de la nervosité. Même si le monsieur en question touche et « tripote » des objets, clés, verre, stylo, nous pouvons supposer qu'il éprouve de l'attirance pour la personne avec laquelle il devise.

L'homme a tendance à toucher la femme souvent. Il s'agit d'un autre signe qui se manifeste fréquemment et qui ne nécessite aucune explication. Un homme qui s'intéresse vraiment à une femme aura tendance à la toucher, à l'effleurer ou à être proche d'elle. C'est son instinct qui le pousse à se rapprocher de son homologue féminine, et il le fera aussi directement que possible. Bien entendu, cela dépend en grande partie des caractéristiques de l'homme et de son expérience avec les femmes, mais c'est un élément à prendre en considération.

CONCLUSION

Interpréter le langage corporel des autres et utiliser le vôtre pour influencer les autres est une mission complexe. Il faut beaucoup étudier, beaucoup observer, analyser les mouvements des personnes et en général, comprendre ce qu'est le langage corporel et en quoi il peut être utile dans la vie quotidienne. À tout cela s'ajoutent d'autres nécessités. L'étude de la théorie doit être associée à la pratique. Nous ne pouvons devenir un expert en langage corporel sans être capable de combiner l'étude et la pratique. Sans oublier la nécessité de mettre souvent ses connaissances en pratique et de toujours vérifier les résultats.

Le chemin d'un maître du langage corporel est semé d'obstacles et de dangers. Une erreur dans l'interprétation du langage corporel des autres personnes peut entraîner des résultats inattendus, conduisant à un conflit, et même une erreur dans ses propres mouvements, visant à influencer l'autre, peut conduire à un résultat incertain.

En outre, au cours de la pratique, il faut apprendre quand utiliser ses compétences et quand il vaut mieux s'en passer. Après tout, la capacité d'analyser les mouvements du corps, ainsi que la capacité d'influencer les décisions des autres par ses propres gestes, est une arme qui doit être utilisée avec précaution.

Dans le passé, il y a eu plusieurs cas de personnes qui, malheureusement, en ont fait un mauvais usage. Ainsi, si notre interlocuteur se rend compte que nous voulons le manipuler en utilisant ce genre de techniques, il risque tout simplement de se mettre en colère ! Il faut donc faire preuve d'une certaine délicatesse pour comprendre comment utiliser cet outil, car en abuser pourrait être préjudiciable.

Sinon, nous vous avons fourni ici, cher Lecteur, toutes les informations nécessaires et utiles pour comprendre comment interpréter le langage corporel et devenir un maître dans cet art. Tous les concepts de ce livre sont scientifiques et basés sur des études ou des recherches. Ils peuvent en conséquence être utilisés en diverses occasions, étant entendu que les professionnels ou les personnes bien formées connaissent toutes les astuces et peuvent y résister.

C'est pour cette raison que, avec le temps, vous devrez optimiser votre approche, pour aller jusqu'à la personnaliser et la rendre différente des autres. Tous les communicateurs, tous les professionnels qui se respectent, ont leur propre technique, bien différente de celle des autres.

Bien sûr, il vous faudra faire preuve de beaucoup d'imagination et d'une bonne dose de créativité, car... c'est pour vous la clé du succès, et même dans les situations les plus difficiles !

Dans ce texte, nous avons inclus à la fois de nombreux concepts utiles pour les débutants, ainsi que diverses théories intéressantes pour toutes les personnes déjà un peu plus expérimentées dans l'analyse du langage corporel. Incluant de nombreux exemples concrets, cela rend ce livre vraiment complet, à tel point qu'il peut actuellement être considéré comme l'un des meilleurs écrits sur le sujet, pour tous ceux qui veulent apprendre et maîtriser cet art.

Pour terminer et conclure, avec la conviction que nous vous avons donné les outils nécessaires pour vous mettre sur la bonne voie, il ne nous reste plus qu'à vous dire au revoir, en vous souhaitant le meilleur dans votre parcours d'apprentissage.

N'oubliez pas que, parfois, il peut être utile de relire ce livre afin de rafraîchir les concepts que vous avez appris, et que si vous avez des difficultés à mettre en œuvre les techniques données, vous devez mieux les comprendre et vous entraîner constamment. En perfectionnant votre technique et en élargissant vos connaissances, vous obtiendrez les meilleurs résultats !

COMMUNICATION ASSERTIVE

Le guide pour améliorer sa façon de communiquer, apprendre à dire « non » et valoriser ses mots

Angela Rivoli

INTRODUCTION

Ce livre est dédié à ceux qui sont curieux et veulent s'améliorer, à ceux qui ont compris qu'il y a « quelque chose qui ne va pas » mais qui ne peuvent pas identifier clairement où et quand le problème s'est développé, à ceux qui ont ressenti que pour réussir, il est nécessaire de changer quelque chose, mais personne ne leur a clairement dit quoi faire et comment le faire. Probablement, vous de même, vous êtes demandé :

« Comment se fait-il que j'ai du mal à me faire entendre ou à être compris par les autres ? »

« Combien de ce que je dis atteint le destinataire de mon message ? »

« En quoi est-ce que je me trompe lorsque je parle aux autres ? »

La réponse est là, et elle peut vous surprendre.

Ce livre est né précisément de la nécessité d'aider le nombre croissant de personnes qui se posent ces questions et de les rassurer sur le fait que

Vous n'avez pas « tort » ;

La solution est là ;

La solution est plus à portée de main que vous ne le pensez.

À vous qui avez décidé de prendre ce texte entre vos mains, quelle que soit la raison qui vous a poussé à le faire, je veux vous dire qu'il y a un changement en cours qui est en train de modifier votre vie.

Les technologies modernes ont mis en évidence une série de problèmes critiques liés à la communication et, encore une fois grâce à ces innovations, nous avons la possibilité de trouver et de diffuser ces informations qui améliorent considérablement notre approche du monde réel et notre capacité à comprendre et à traiter les messages.

Nous vivons dans ce que nous pouvons appeler l'ère de la communication.

Ceux qui contrôlent leurs propres variables sont les maîtres des mécanismes du pouvoir qui, au niveau macro-social, déterminent les grands mouvements économiques et politico-sociaux, tandis qu'à une plus petite échelle ils influencent activement la réalisation des objectifs stratégiques de croissance professionnelle et personnelle.

De plus en plus de personnes s'intéressent chaque jour à l'étude des disciplines de la communication, qui comprennent des éléments de psychologie clinique, psychologie du langage, sémiologie, philosophie du langage, PNL, techniques de diction, informations sur la communication non verbale et paraverbale, techniques méditatives appliquées et théories à l'amélioration de l'expression linguistique de soi, et ce parce que, désormais, c'est une notion commune et répandue que ceux qui parviennent à dominer une conversation ont un certain avantage qui affectera leur vie.

À cet égard, pour combler ce besoin, fleurissent les cours en ligne, les séminaires de week-end, les cours particuliers et, bien sûr, l'accompagnement non qualifié et non professionnel qui, après avoir vu quelques vidéos sur YouTube, se hissent simplement au rang de « gourou ».

Mon conseil, pour ceux qui ont des difficultés de communication ou pour ceux qui souhaitent élargir leur bagage expérientiel et théorique, est de prendre au sérieux la communication assertive. Ne le prenez pas comme un instrument pour « acheter » puis le mettre dans l'oubli et espérer, pour une raison quelconque, que les qualités gagnantes sortiront de votre crâne au bon moment. La meilleure chose à faire est de considérer les techniques assertives comme un nouvel élément d'un mode de vie plus utile pour interagir avec les autres.

Ne faites pas confiance aux « professeurs » autoproclamés qui n'arrêtent pas de déblatérer sur ce qu'est un *problème et une solution « à l'intérieur de vous » :* c'est une banalité qui ne veut rien dire et qui montre clairement que le prétendu enseignant ne comprend même pas le niveau de complexité des nombreuses possibilités d'interaction et n'a aucune clé pour comprendre les résolutions de la dynamique communicationnelle.

L'erreur courante, induite par notre société de consommation, est de penser qu'un achat résout tout. Combien de télé-achats ont rempli les foyers des citoyens d'instruments de gymnastique qui auraient dû les sculpter comme des adonis, mais qui sont ensuite restés dans un placard ?

Trop souvent, le vendeur du produit « innovant » s'appuie sur le facteur « inconstance » et l'acheteur sur le facteur « miracle ». L'un veut être trompé et l'autre se tromper.

Je dis cela parce que tant de livres sont publiés chaque jour sans que l'auteur s'engage dans la réalisation d'un objectif pratique et sans, de son côté, que le lecteur prenne courage et se consacre à une pratique utile à ses fins. Une « mauvaise » information fait que beaucoup, en achetant un livre, croient que ce geste est suffisant pour acquérir des « pouvoirs étonnants » et pour mieux comprendre la nature d'un sujet, même complexe, comme celui que nous sommes sur le point d'analyser.

Mais laissez-moi vous rassurer : **les informations et pratiques contenues dans ce texte sont à la portée de tous**, aucune préparation académique particulière ni notions de haut niveau ne sont nécessaires. Il suffit de vouloir améliorer ses compétences en communication.

Gardez ce volume avec vous-même lorsque vous aurez fini de le lire et, si vous êtes en difficulté, rappelez-vous les étapes qui peuvent aider de manière pratique à surmonter le problème de communication qui s'est présenté à vous.

Vous verrez que vous bénéficierez à la fois de sa lecture et de la révision des principes énoncés ci-dessous.

Qu'est-ce que la communication ?

Pour certaines définitions communes, la communication est le résultat de l'action d'un sujet communiquant qui utilise un message pour transmettre une idée, un ordre, une instruction, une croyance, en rendant sa propre pensée transmissible et compréhensible à une autre personne.

Le destinataire absorbe l'information de manière plus ou moins correcte, c'est-à-dire selon les intentions du sujet communiquant, en fonction de deux facteurs qui peuvent intervenir dans l'opération de compréhension du message :

> La capacité à comprendre le message et à l'interpréter. Des indications complexes sur la résolution d'un modèle mathématique seraient difficiles à suivre par une personne dépourvue de telles études. Si vous ne disposez pas des bons outils d'interprétation, certains termes spécifiques pourraient être mal interprétés ou mal compris en croyant que vous devez effectuer une opération alors que vous devez faire autre chose.
>
> La présence d'interférences, d'éléments gênants ou l'impossibilité de recevoir le message dans son intégralité. Une fraction de seconde suffit pour que le message soit compromis : imaginez ne pas recevoir le terme négatif d'une phrase lors de la première utilisation d'une nouvelle machine. Entre « appuyez sur le bouton rouge en cas de danger » et « n'appuyez pas sur le bouton rouge en cas de danger » il y a une différence essentielle.

Mais alors, que comprenons-nous vraiment des messages d'autrui, et que reçoivent les autres ? Le problème n'est pas rare et ni circonscrit au seul domaine des études sectorielles.

Cependant, il existe des techniques qui vous permettront de réduire la possibilité de malentendus dans vos déclarations et qui vous permettront d'améliorer la réceptivité de vos messages. Nous les explorerons plus tard. Pour l'instant, allons-y étape par étape et clarifions ce qu'est l'affirmation de soi et ce qu'elle a à voir avec la communication.

Qu'est-ce que l'assertivité ?

Clarifions un point qui sera central au développement de la lecture et qui vous accompagnera dans la compréhension du texte.

Vous avez probablement remarqué le fait que, dans notre société, nous n'apprenons pas aux gens à être des gens équilibrés.

Nous allons à l'école, nous apprenons les noms des capitales, comment faire une opération mathématique, quelques passages de lecture obligatoire, mais une fois que nous sortons de cette institution nous n'avons pas les outils nécessaires pour pouvoir interagir avec les institutions bureaucratiques qui régissent notre vie professionnelle et notre profil fiscal, entreprises, organismes publics, administrations publiques, santé, instituts juridiques… ni même avec les institutions sociales qui imprègnent notre vie de membre d'une communauté, couple, famille, groupes de pairs, associations spontanées…

En plus de cela, nous n'apprenons pas les bases de la communication au sens strict et notre capacité d'interface avec nos semblables, qu'ils soient insérés dans une hiérarchie ou dans un groupe homogène, selon une croyance fallacieuse et infondée, dépendrait d'une prétendue capacité psychologique personnelle « innée » et qui ne peut pas être acquise, je parle du « **charisme** ».

Le charisme est un don extrêmement surestimé dans notre société et représenterait une qualité arbitrairement reconnue à certains individus que nous qualifierions de « leaders nés ». À ce jour, il n'existe aucune preuve scientifique de cette croyance et, en réalité, le charisme peut être entendu comme la capacité de présenter son propre projet et d'y faire participer les autres : les personnes qui nous semblent « charismatiques » sont en réalité des personnes qui ont une personnalité fonctionnelle et constructive. Pour une variété de conditions, parfois fortuites, ces individus ont grandi dans un environnement qui a stimulé des qualités accessoires avec lesquelles être **assertifs**.

C'est la conclusion à laquelle est parvenu le savant **Andrew Salter**, qui est considéré comme le père des études sur l'assertivité de soi. Salter avait observé que, dans l'éducation des populations occidentales d'après-guerre, il n'y avait aucune trace d'adaptation aux pratiques sociales qui augmenteraient les qualités auxquelles nous aspirons tous.

En termes simples, la société nous exhorte à être des citoyens compatissants et charitables, fait l'éloge à la constance et de la présence d'esprit, s'appuie sur ceux qui font preuve d'autorité et de justesse, mais il n'y a aucun moyen dans ses institutions de nous apprendre à être à la hauteur de leurs attentes.

Salter en arrive à la conclusion que, grâce à une forme d'éducation que nous pouvons obtenir à tout moment de notre vie, et pas seulement durant l'enfance, nous pouvons changer radicalement nos prédispositions envers les autres et nous-mêmes et aspirer à avoir une société plus juste et plus inclusive.

Évidemment, si un enfant est élevé avec ces principes et est fidèle à un environnement dans lequel ses qualités sont renforcées et mises en valeur, il aura plus de chances de grandir en utilisant cet état d'esprit comme seule ressource nécessaire, mais je le répète, l'âge n'affecte pas la capacité d'être des individus assertifs.

Quelqu'un pourrait maintenant objecter :

« Mais qu'est-ce que cela a à voir avec la communication ? »

Sitôt répondu :

Vous ne pouvez pas être un bon communicateur
si vous n'êtes pas maître de votre propre conscience.

Si les émotions, notamment négatives, gouvernent la personne et non l'inverse, il ne sera pas possible de traduire les besoins en mots, augmentant ainsi la frustration, les difficultés personnelles, la timidité, les comportements asociaux et en accompagnant le tout d'une disposition pessimiste, mais non réaliste et hypercritique !

Par conséquent, je soutiens sans aucun doute qu'une personne équilibrée communique efficacement et qu'une communication optimale soutient l'équilibre de la personnalité, l'identité personnelle et la capacité de communication se nourrissant l'une de l'autre et se renforçant mutuellement.

Qu'est-ce que la communication assertive ?

Partons d'un principe que nous explorerons plus loin qui concerne à la fois la communication assertive et la communication non assertive :

La communication n'est pas seulement un processus qui va de « l'intérieur » d'un individu vers « l'extérieur », c'est-à-dire vers un autre individu.

C'est plutôt un travail interne et continu de compréhension sémantique, de schémas comportementaux et ce n'est qu'après le développement d'une dynamique psychologique interne qu'il propose un message ou une réponse. Le message ou la réponse des autres génèrent des réactions qui sont répertoriées dans cette compréhension, ces schémas et cette dynamique psychologique que le sujet a déjà en lui et qui influencent la capacité de réponse et la qualité de la réponse.

Dans les prochains chapitres, nous répondrons à la question « avec quoi communiquons-nous ? » et nous explorerons les différents types de communication verbale, non verbale et paraverbale.

Ce que nous pouvons commencer à semer maintenant, c'est comprendre l'attitude assertive dans la communication.

Salter avait identifié certains éléments de caractère et schémas comportementaux qui attirent naturellement le regard lorsque nous écoutons notre interlocuteur et observons ses réactions au cours d'une conversation. De même, nous pouvons identifier les qualités que nous avons ou que nous devons développer le plus en observant la façon dont nous choisissons les mots et comment nous les exprimons avec les autres.

Ceux qui communiquent avec assertivité utilisent, peut-être à leur insu, des valeurs fondamentales pour le développement d'une personnalité équilibrée, comme si elles étaient les piliers de leur conscience.

Bref, l'assertif transmet à l'extérieur de lui-même ce qui le rend tel.

Si nous avons la chance de rencontrer un individu caractérisé par une bonne humeur solide et contagieuse, qui respire la confiance en soi, qui ne se décourage pas face à l'adversité et agit avec conscience et respect, nous sommes face à une personne assertive et nous pouvons essayer d'en imiter certains traits fonctionnels, propres à cette personne.

Pour Salter, ces traits sont :

La justesse
La communication correcte
Le respect
La défense de ses intérêts
L'égalité
La capacité à se sentir bien

Les piliers de l'assertivité

Voyons maintenant un par un tous les points qui constituent le cadre de la structure assertive.

Bien que cela puisse sembler être des éléments communs au caractère de nombreuses personnes ou d'individus que vous connaissez peut-être, ou quand vous pensez posséder ces valeurs, j'aimerais que vous vous arrêtiez cependant, pour étudier en profondeur le sens de ces termes et que vous vous demandiez combien et lesquels de ceux-ci pourraient vous aider à tenir une conversation ou à améliorer vos dynamiques interpersonnelles.

Une fois que vous aurez médité sur chaque mot de cette courte liste, vous serez peut-être surpris de percevoir que vous pouvez ressentir un manque ou une absence d'un de ces traits et que, comme vous pourriez le découvrir en lisant le reste du livre, il suffirait de mieux cultiver ces vertus, voire une seule en particulier, pour obtenir des changements drastiques qui vont améliorer la qualité de vie.

L'équité

« L'équité » indique cette qualité personnelle qui nous oblige à adopter un comportement moral et éthique irréprochable. Son synonyme pourrait être « loyauté », quand nous avons une information ou si nous nous rendons compte que nous avons plusieurs informations utiles par rapport à notre interlocuteur, nous ne profitons pas de cet avantage hypothétique, nous ne prenons pas une position de domination, nous ne lui faisons pas peser ce qui est en notre possession pour discréditer l'autre ni à nos yeux ni aux yeux des autres. En pratique, nous ne sommes pas « déloyaux » et nous donnons la possibilité d'utiliser nos connaissances et de créer une attitude joyeuse de partage.

Communication correcte

Si nous sommes moralement corrects, nous devons également l'être sur le plan formel. Cette notion, largement sous-estimée, empêche bien souvent la clarté et, sans elle, nous ne pouvons pas atteindre un objectif commun.

Imaginons de s'engager dans un travail où le nombre d'heures minimum pour atteindre un objectif et, par conséquent un salaire, n'est pas précisé. Il serait impossible de travailler dans ces conditions inexplicables, et c'est pourquoi la loi impose la signature de contrats, noir sur blanc. Sur un plan purement personnel et relationnel, imaginons quels types de problèmes peuvent survenir si nous n'avons pas compris ce que le partenaire entend par le terme « loyauté » ou s'il devait y accorder une interprétation complètement différente de la nôtre, ou si un projet que nous avons avec un de nos amis ne commence pas parce que l'un des deux n'a pas compris que cela arriverait vraiment… Ces trois situations hypothétiques se produisent tous les jours et je parie que, vous aussi, en y pensant, vous avez eu des problèmes dans le passé parce qu'il n'y avait pas de clarté sur un terme contraignant la fin d'une relation, que ce soit à titre professionnel ou personnel.

Je me souviens d'un cas particulier quand j'étais plus jeune. Un « ami » me boudait car, selon lui, je n'étais pas fidèle. Pour lui, l'amitié veut dire qu'on doit se voir tous les soirs et que si nous nous saoulons, l'ami aussi doit le faire pour ne pas le laisser seul dans les « affaires ». Au début j'ai cru qu'il plaisantait, mais après j'ai réalisé, mais trop tard, que nous vivions avec deux échelles de valeurs extrêmement différentes. Une communication correcte nous aurait permis de ne pas nous heurter inutilement sur la définition de « l'amitié », mais cette idée peut s'appliquer à tous les domaines de la vie humaine.

Le respect

Conséquence directe de la loyauté propre de l'équité personnelle et d'une communication partagée… Le respect est une qualité qui se développe que lorsqu'il est bilatéral. Nous ne pouvons avoir de respect pour quelqu'un qui nous méprise. Seules deux personnes qui se reconnaissent du même niveau moral et qui ont un échange égal de responsabilité sur la dynamique qui les a amenées à interagir, peuvent utiliser une forme de communication qui peut s'appuyer sur la confiance et la réciprocité. Il est donc nécessaire d'avoir une attention particulière à cet aspect « dangereux » de la qualité du respect. Plus vous connaissez quelqu'un et plus la relation avec cette personne devient intime, plus vous aurez des raisons de soupçonner que, dans votre cœur, le respect puisse manquer.

La confiance, lorsqu'elle est excessive, « tue » les relations de travail pour cette raison. Avec des collègues, des collaborateurs, des subordonnés et des patrons, il vaudrait mieux éviter de parler de questions éthiques car la nature de la relation qui s'établit dans un lieu de travail est, la plupart du temps, l'accomplissement d'un objectif économique, et non l'échange d'idées personnelles pour lesquelles quelqu'un pourrait ne pas se sentir respecté. Si j'ai des valeurs basées, par exemple, sur une série de croyances philosophiques transmises par l'héritage culturel de ma famille, j'aurai tendance à donner plus de respect à ceux qui n'enfreignent pas ces règles du code moral que je respecte. Mais ce groupe de personnes, plus faible qu'on ne le pense, doit aussi rencontrer ma faveur personnelle et ma sympathie, il est peu probable qu'un environnement comme celui du travail permette de réunir des personnes aux caractéristiques homogènes qui me satisfont. La formalité dans les relations interpersonnelles sert précisément à ne pas trahir le respect qui est garanti aux personnes avec lesquelles vous partagez un objectif, sans entrer dans le niveau personnel.

En revanche, sur le plan privé, les personnes qui se respectent se rapprochent, avec différents types de bénéfices mutuels, mais par cette même nature, elles seront peu nombreuses dans la vie.

Gardez ceux qui vous respectent pour ce que vous êtes !

Défense de ses propres intérêts

Le caractère assertif se caractérise par cette position que nous verrons mieux lorsqu'il sera expliqué comment dire « non » quand nous ne le voulons pas.

En réalité, cette qualité défend l'équité formelle, la loyauté et le respect que nous avons déjà exprimé pour nous-mêmes et pour les autres. Nous ne pouvons pas céder du terrain comme si de rien n'était, nous ne pouvons pas simplement essayer de plaire aux autres à notre détriment. Nombreux sont ceux qui doutent de leur propre valeur au sein d'une relation, de quelque nature que ce soit, pas seulement sentimentale, et qui plient leur ego de manière contre nature pour répondre aux besoins de plus en plus pressants d'un interlocuteur rigide qui impose sa présence peut-être même avec insouciance, sans réaliser qu'il est intrusif et préjudiciable à l'autre, qui se précipite pour le soutenir, de peur de conséquence, telle que la rupture de la relation.

Ce type de relation est voué à l'échec, car ceux qui ne défendent pas leurs intérêts, tôt ou tard, vont exploser et déverser leur frustration sur l'autre, qui, ignorant peut-être cet aspect de haine, n'avait pas conscience que ses positions ont apporté de la souffrance. Le manque de clarté dans les engagements et dans la définition des rôles, des droits, des devoirs et des espaces personnels, ou pire, lorsque ces facteurs sont ignorés, conduit inévitablement à la crise, souvent avec rupture des relations.

Chacun de nous a des préférences et des particularités, et tout ne peut être traité diplomatiquement pour chacun de nos intérêts.

Égalité

Parmi les participants à une relation, si les deux ont des objectifs clairs et qu'ils connaissent les intérêts en jeu, ainsi que les droits et devoirs de chacun, il y aura égalité.

Chaque dialogue a un droit égal à s'exprimer, à exprimer ses préférences et ses besoins. L'égalité peut être méconnue dans les relations où un patron impose quelque chose à ses subordonnés, surtout lorsqu'il ne s'agit pas d'activités inhérentes à la « mission d'entreprise » au sens strict.

Par exemple, un gestionnaire peut être en désaccord sur l'achat de nouveaux meubles à placer dans la salle de repos et n'écoute pas les employés qui en feraient usage. Il aurait raison si cette demande n'était pas inscrite au budget, il aurait tort si, avec un budget raisonnable, les employés étaient contraints de voir leurs besoins perçus comme des « caprices ».

De même, le principe d'égalité ne prévoit pas que nous ayons tous le même capital temps et attention, mais que ceux-ci soient proportionnés au rôle joué.

Prenons le cas de devoir planifier l'évacuation d'une ville. En concertation avec les différents bureaux de référence, nous aurons besoin de la participation massive de tous les services prioritaires, tels que les forces de l'ordre, les pompiers, la protection civile et le personnel de santé. D'autres représentants de catégories et d'associations, par exemple à caractère ludique et récréatif, n'auraient pas la même importance.

Ce serait un problème si, lors d'une réunion sur la sécurité en cas d'évacuation pour cause de catastrophe, l'intervention de l'école de mime locale avait autant de poids que la caserne des pompiers... l'égalité est plus évidente et importante dans les relations à deux, avec un interlocuteur qui doit avoir le même poids que l'autre.

Le vendeur n'existerait pas s'il n'y avait pas de client, qui a besoin de ce qui est vendu pour satisfaire un besoin. Selon le même exemple, un couple n'existe que tant que les deux parties tiennent le fil qui les relie.

Capacité à se sentir bien

Tout cet « effort communicatif » n'aurait aucune raison d'exister s'il n'y avait pas moyen de « sentir le pouls » de la situation dans laquelle nous vivons et, pour ce faire, il faudrait recourir à une simple question.

Je serai toujours étonnée par ce fait, c'est-à-dire que cette phrase n'est pas enseignée à l'école, de façon obligatoire. Il serait très utile d'insérer une éducation assertive de manière gratuite, simple et apporterait de grands bénéfices à notre société. La question fondamentale, aussi simple et triviale qu'elle puisse paraître, est

COMMENT SUIS-JE ?

Si la réponse est « pas si bien » ou « mauvais », nous avons ici le test décisif avec lequel vérifier le besoin de changement. Nous avons le droit d'être bien, et une communication claire dans laquelle il y a loyauté, réciprocité, respect et égalité conduit inévitablement à fonder un sentiment bénéfique pour une interaction solide et durable. Si vous ne vous sentez pas bien dans un environnement de travail ou si vous ne vous sentez pas bien dans une relation, ce ne sera qu'une question de temps avant que nous saisissions la bonne opportunité et laissions ce qui nous fait mal.

Une fois, je me suis armée de courage et j'ai dit à mon chef de service que, comme je ne me sentais pas bien, j'envisagerais une autre offre d'emploi, et que dans trois mois je quitterais le travail même sans alternative possible car je n'arrivais plus à supporter le patron. Le chef de service était très contrarié car, compte tenu de ma formation en communication et en psychologie, il espérait que j'agirais comme un « tampon émotionnel » entre le bureau et le patron, un vrai tyran avec une forte volonté. J'ai invité mon manager à réfléchir sur le fait que si un chargé de communication était licencié chaque année, le problème n'était peut-être pas les employés, mais le patron.

Finalement, il a été d'accord avec moi et a permis à mon successeur d'avoir moins de contact avec le patron et plus d'autonomie. Quand j'ai dit à mes parents ce que j'avais fait, ces gens qui ont grandi dans le mythe de « serrer les dents pour obtenir des résultats même contre l'adversité », « endurer » et « ne jamais combattre le patron »… ont eu peur.

Aujourd'hui, après un certain temps, grâce aussi à cette décision, j'ai pu protéger non seulement mon professionnalisme mais aussi ma santé psychophysique. Il y a tellement d'emplois et de relations dans lesquels nous pouvons nous engager et vous pouvez vous remettre sur pied financièrement et émotionnellement. Mais la santé est plus difficile à reconstruire, alors, demandez-vous comment vous allez et si vous ressentez quelque chose qui ne va pas, interrogez-vous et intervenez dès que possible.

Résilience et dignité

« Mais la résilience n'est pas incluse dans la liste d'origine » pourraient objecter certains.

Vrai. Pourtant, ce mot incarne une attitude qui va de pair avec l'affirmation de soi, et nous pouvons presque le considérer comme synonyme de l'objectif de cette voie.

Certains le confondent avec une sorte de capacité surhumaine à résister aux chocs sans en être affectés. Au contraire, il indique la capacité de recevoir un « traumatisme » qui modifie en quelque sorte la structure, mais qu'il peut conserver intact.

La résilience peut être interprétée comme un outil utile pour sauvegarder son intégrité au milieu des processus de changement, par exemple lorsque vous avez un nouveau travail ou une nouvelle relation. Ce qui peut vous faire dire… Je change, bien sûr, je changerai aussi à l'avenir comme j'ai changé au cours de ma vie, mais même ces changements se produisent autour d'un noyau qui ne peut pas être déplacé et changé.

Qu'est-ce que nous ne voulons pas céder sur nous-mêmes ?

Quel est le point de notre identité que nous estimons devoir protéger et ne pas changer, si ce n'est par notre propre choix et non par « commodité » ou pour avoir « succombé » à des pressions extérieures ?

Résilience ne signifie pas se mettre à la merci des chocs provoqués par le contact avec les autres, mais cela ne signifie pas non plus mettre un mur entre soi-même et son prochain et éviter tout acte diplomatique éventuel. La résilience, dans un contexte assertif, signifie que, lors d'une négociation, il y a une limite au-delà de laquelle nous savons que nous ne devons pas aller.

Il en va de notre dignité.

Si, au cours du dialogue, l'une des valeurs assertives exposées en détail ci-dessus venait à disparaître, nous devons savoir revenir à notre position originelle, intacts et conscients d'avoir eu du respect pour nous-mêmes. En effet, la dignité, une fois lésée, crée des conflits internes et externes et pour pouvoir la préserver, il faut pouvoir résister à sa propre idée sans être trop « ductiles ». La « flexibilité » tant vantée par le système économique et même par certains partis politiques à certains moments, a fini par réduire les nouvelles générations à la pauvreté, avec un pouvoir d'achat individuel perçu comme étant sur le seuil de pauvreté dans de très larges proportions, et cela, parce que « se plier » ne convient qu'à ceux qui dictent les règles.

À cet égard, certains utilisent la métaphore astucieuse du judo. Le nom de la lutte japonaise devenue discipline olympique, signifie précisément « la voie de la lâcheté ». J'ai entendu des managers et même des politiciens « encourager » les jeunes avec des discours qui, à tous les effets, servaient à les dissuader de prendre les rênes de leur destin et à « faire comme dans le judo, être flexibles ». Ce qui manque à ce discours indécent, c'est la vérité du judo. Cette discipline martiale est fondée sur l'équilibre et sur l'économie des efforts, en réduisant le « travail inutile », le moment de la prétendue flexibilité est relativement bref, réduit à l'exécution de la technique avec laquelle calmer l'adversaire en gardant une position avantageuse et en gagnant, attitude qui peut être définie même dans ce cas comme résiliente.

Je vous souhaite donc d'être « flexible » comme le judoka qui, après l'instant d'effort, gagne sans trop de peine.

Votre premier exercice d'affirmation

Essayez de comprendre quels piliers assertifs vous pensez devoir développer dans la vie et comment cela pourrait changer la vie.

Je veux que vous écriviez sur une feuille la liste des piliers assertifs, complets de résilience, et que vous les observiez tous les jours. Je vous suggère de les écrire en les séparant bien les uns des autres. Le matin, vous aurez peut-être besoin d'être plus correct formellement, par exemple, tandis que le soir, vous vous sentirez peut-être en défaut sur la défense de vos intérêts.

Les jours où quelque chose de remarquable se produit, prenez une note sur les espaces autour et essayez de comprendre quels sont ceux que vous voulez renforcer et sur lesquels vous allez bien.

Il est intéressant de noter que certaines personnes, en effectuant cet exercice, changent radicalement d'une période à l'autre, signe que notre conscience n'est pas un monolithe fixe et immuable, mais que nous « sommes » des personnes différentes chaque jour.

CHAPITRE 1
ÉVOLUTION DE LA COMMUNICATION ET DU CERVEAU

Pour commencer à comprendre pourquoi certaines de nos meilleures intentions de communication échouent, nous devons sonder la profondeur de notre matière grise et connaître les mécanismes neurologiques créés pour nous défendre avec de puissants systèmes d'alarme. Mais ils risquent de se retourner contre nous quand ils ne sont pas soigneusement « calibrés »...

Le « cerveau primordial » et la peur

Avant même d'être de grands primates observant les forêts en essayant d'observer l'apparition éventuelle d'un des nombreux prédateurs naturels, nous, êtres vivants de la planète Terre, étions plus semblables aux oiseaux et aux reptiles. La vie sur la planète a évolué graduellement en privilégiant de temps en temps une certaine classe que l'homme a découverte et classée taxonomiquement. Nous sommes passés des invertébrés aux vertébrés, et sous cette classe d'animaux, nous avons eu des dinosaures et ce n'est qu'après des millions d'années de domination incontestée, que les mammifères ont fait leur apparition en diversifiant de plus en plus leurs formes[1].

Avec l'évolution des systèmes d'homéostasie, de digestion, de respiration, divers développements sensoriels ont évolué, et évoluent encore, pour mieux explorer le milieu environnant et avec eux a évolué l'organe qui nous distingue le plus : **le cerveau**.

---

[1] Ne m'en voulez pas mes amis biologistes si j'ai réduit l'histoire de l'évolution en quelques lignes par nécessité de synthèse, je sais qu'il y aurait beaucoup d'autres données à ajouter, mais ces notions de base peuvent suffire à tout le monde pour le discours que nous sommes en train de faire.

Au début, cette masse était très petite et servait principalement à la coordination motrice entre les organes sensoriels et l'appareil musculaire. C'est une notion commune que le cerveau des dinosaures était minuscule par rapport aux corps gigantesques qui mesuraient jusqu'à des dizaines de mètres[2]. Cependant, il faut dire que l'organe nerveux de ces animaux accomplissait remarquablement son devoir, en maintenant vivantes les impulsions nécessaires à la chasse, à la fuite et à la reproduction. À l'aube de la présence des animaux complexes sur la terre ferme, il n'y avait pas d'autres exigences et le cerveau reptilien était principalement composé d'une sorte d'amygdale et de tronc cérébral d'où se détachait ensuite la moelle osseuse et le système nerveux périphérique.

Avec l'apparition des mammifères, les choses se compliquèrent, ainsi que le cerveau des premiers animaux à sang chaud.

L'amygdale et le « cerveau reptile » ne suffisaient pas à maintenir les fonctions nouvelles de ces nouveaux éléments poilus du paysage terrestre. En effet, ils avaient développé un sentiment d'attachement familial qui, avec l'allaitement, créait une série de processus physiologiques, qui donnaient à leur progéniture un « poids » neuronal inédit pour le monde d'alors. La « famille » était née et ce concept continua d'être fondamental pour le développement de nouvelles parties du cerveau qui à leur tour influençaient le comportement des mammifères et l'évolution de leur corps.

La nécessité de créer une communauté pour survivre et prendre soin des enfants a changé le concept de vie et, avec lui, notre physionomie.

Mais le cerveau reptilien est toujours là et il répond encore aux stimuli « négatifs » qui nous affectent.

Disons que l'amygdale se déclenche lorsque nous subissons un stress et que nous

---

[2] Pour certains chercheurs, l'Argentinosuarus aurait fait 40 mètres de long... mais aurait eu un cerveau de la taille d'une grosse souris.

sommes saisis par la nécessité de « courir nous mettre à l'abri ». Ce processus, le plus souvent symbolique et métaphorique, est interprété à la lettre par cette portion de matière grise encore immobile au stade évolutionnaire de nos ancêtres squameux et n'a que deux réponses possibles à un stimulus qui nous crée de l'agitation.

« Fight or Flight » … « attaquer ou fuir ».

En substance, cela explique le « over-reacting », les réactions excessives que nous avons face à des problématiques qui en réalité ne sont pas un véritable attentat à notre vie.

Quand l'amygdale prend le contrôle de nos pensées, nous percevons plusieurs symptômes propres au changement de « commande en régie ». En raison d'une poussée d'adrénaline, produite sur indication du cerveau reptilien dans les glandes surrénales, la vision devient restreinte pour se concentrer sur la menace éventuelle, le sang coule des viscères vers l'appareil musculaire pour combattre ou mieux fuir, en enlevant à la peau sa coloration naturelle et en bloquant la digestion, le cœur augmente les battements en augmentant la pression. Ce qui, s'il ne trouve pas d'exutoire physique réel, se répercute par un sentiment d'étourdissement et même par l'évanouissement. La capacité de raisonner et de calculer devient brumeuse parce que les portions supérieures de matière grise sont exclues de manière à ne pas se distraire du danger.

Tout irait bien, si nous n'avions pas très souvent la même réaction face à un camion qui nous coupe la route que face à un interlocuteur avec lequel nous ne savons pas nous connecter.

La peur en tant que réaction psychologique et socioculturelle

La peur interagit de différentes manières, en fonction de différents facteurs, y compris une certaine prédisposition personnelle, des facteurs culturels et éducatifs ainsi que, bien sûr, l'objet qui déclenche cette émotion. Il y a des cultures plus susceptibles de craindre des événements surnaturels et d'autres qui craignent davantage les pathologies.

D'un point de vue extérieur, de nombreux comportements semblent bizarres, car ils découlent de la peur qui est passée pour une « norme sociale ».

L'anthropologue Marvin Harris disait que la population des Inacirema semblait terrifiée par la perte de ses dents. Afin de se protéger des maux comme la carie ou le plomb, ils utilisaient des instruments spéciaux pour répandre des onguents parfumés et une série de curateurs spécialisés dans ce domaine particulier, faisant tout pour obtenir l'attention et le consentement des Inacirema.

Maintenant, il suffit de retourner le mot « Inacirema » en le lisant au contraire pour comprendre qu'en réalité nous parlons des Américains, mais nous pourrions dire la même chose des Européens, bien entendu. Ce n'est pas un passage critique contre l'hygiène buccale, soyons clairs, mais une curieuse façon de mettre dans une perspective communicative les intentions des multinationales et des entreprises qui produisent des dentifrices, qui n'ont peut-être pas à cœur la santé de la bouche des citoyens, mais qui insistent toutes pour dire que « neuf dentistes sur dix recommandent [nom de marque parrainé] ».

Toutes les entreprises déclarent sans pudeur que la grande majorité des dentistes recommanderaient leur propre produit, ce qui est impossible même s'il n'y avait que deux producteurs de dentifrice sur le continent et que tous deux prétendaient être les préférés des dentistes, s'il y en avait des centaines, comme c'est le cas dans la réalité !

Ce qui est important pour eux, c'est d'insister sur la peur de paraître peu soigné et de se priver de sourire. Certes, se brosser les dents est important, mais pourquoi aucune de ces compagnies ne recommande-t-elle pas de… ne pas manger de sucre ? C'est la première cause de caries, même chez les jeunes dents qui devraient être plus fortes et plus saines. Et puis de ne pas consommer d'alcool, de tabac, de café, de thé ou d'autres substances qui tachent les dents ?

Ce qu'ils disent, c'est « consomme ce que vous voulez, je vous vends un remède que je vous jure, c'est recommandé par les dentistes… » Il n'est pas vrai que leur produit est recommandé par les spécialistes.

La peur ne se présente donc pas seulement sous la forme d'une réaction à un agresseur d'une tribu rivale, comme un animal aux grandes défenses ou comme un élément naturel impossible à contrôler comme des éclairs et du tonnerre ou des inondations, mais aussi à travers un canal, la sociabilité. C'est cette même sociabilité qui est ce que, lorsqu'il est mis en crise, affecte ensuite nos capacités de communication, c'est-à-dire notre capacité à élaborer une réponse adaptée et détendue, faute de résilience, d'adaptabilité, d'équité et d'égalité.

Nous ne pouvons être assertif lorsque nous craignons d'être exclu du groupe social. Cette crainte est liée à l'instinct de survie parce qu'un individu « banni » de son groupe de mammifères a moins de chances de survivre dans un environnement hostile.

Ce n'est absolument pas un hasard si le malaise dû à l'exclusion d'un groupe est traité dans la partie du cerveau où nous percevons et retravaillons la douleur. Cette douleur conduit ensuite à des réactions qui impliquent l'amygdale, tout comme cela arrive à un animal qui repose sa jambe sur un objet pointu.

Nous pouvons être exclus d'un groupe social, par exemple un groupe qui va dans un concert ou vers une entreprise qui embauche, nous pouvons être rejetés par une personne que nous aimerions connaître ou dont nous sommes amoureux... Toutes ces alternatives sont douloureuses et projettent immédiatement la majorité des personnes dans un état de confusion, d'agitation et d'apitoiement, ainsi que de se sentir immanquablement en défaut et avec des problèmes consécutifs d'estime de soi.

Si nous considérons ce que nous avons dans la boîte crânienne comme un ordinateur, nous pourrions dire que nous sommes victimes d'un « bug système » du cerveau qui nous fait croire que nous souffrons là où nous n'avons plus de raison logique de craindre quoi que ce soit.

Au lieu de cela, c'est comme si nous allumions un signal d'alarme excessivement bruyant et aveuglant qui nous ferait croire que nous sommes victimes de circonstances dangereuses et menaçantes là où le seul risque que nous encourons... C'est d'avoir perdu du temps à essayer de se faire recruter dans une entreprise, de nous distraire pour une soirée ou de rencontrer quelqu'un que nous pensions être compatible avec nous, mais qui ne l'est pas.

Pourquoi, en utilisant la logique, devrions-nous avoir des réactions émotionnelles qui nous poussent à avoir des douleurs psychosomatiques si, en fin de compte, notre vie n'a pas changé en pire, mais est restée à peu près la même ?

Le néocortex et l'émotivité complexe

Le « filtre civil » pour les interactions qui nous « empêche » de lutter ou de fuir littéralement en cas de conflit a évolué avec notre cerveau, c'est assez clair. Le fait est qu'avec cela, nous avons introduit une troisième option au « Combattez ou fuyez ».

L'effet « Freeze », au-delà du « Fight or Flight », est le résultat d'un court-circuit qui nous « bloque » alors que nous ne savons pas quoi faire. C'est un peu comme ce qui arrive aux lapins devant les phares d'une voiture qui s'approche à pleine vitesse la nuit.

Cependant, le néocortex n'a pas seulement créé un problème, partiel et à résoudre, mais il a contribué à l'évolution de l'être humain en rendant plus complexe son système d'interaction avec le monde et avec la symbolique à travers laquelle communiquer. Plus de synapses signifie plus d'intelligence, c'est une lapalissade.

Ce qui est intéressant, c'est que nous pouvons « voir » ce parcours d'évolution même chez nos « cousins », les autres grands primates comme les orangs-outans, les gorilles, les chimpanzés et les bonobos, qui développent un cortex préfrontal et un néocortex très semblables aux nôtres. Ce n'est pas un hasard s'ils expriment des rudiments de sentiments plus ou moins de la même manière que nous les communiquons à nos semblables, à travers un langage non verbal avec des expressions faciales, gestuelles ainsi que postures. Leur cerveau est tellement similaire au nôtre, dans la fonction de communication, qu'il est possible d'enseigner à ces animaux le langage des signes et qu'ils en tirent même des signes supplémentaires s'ils souhaitent exprimer un concept pour lequel ils ne connaissent pas le geste et même l'enseigner à leur tour à d'autres individus.

Les capacités de communication, l'augmentation des groupes et des liens synaptiques, les compétences manuelles et techniques, les compétences sociales et la cohésion en groupes sont autant d'éléments qui vont de pair dans notre évolution.

De plus, notre esprit est plus complexe à mesure que nous nous « habituons » de plus en plus tôt à l'interaction avec des technologies de communication très performantes.

Nous pouvons donc dire que plus nous communiquons des messages diversifiés, plus notre cerveau améliore sa capacité à créer des parcours synaptiques pour résoudre des problèmes d'interprétation et de communication, plus le reste de nos facultés intellectuelles en trouve bénéfice. Cependant, des personnes tout aussi intelligentes, avec un contexte culturel similaire et avec les mêmes potentialités ont des résultats différents dans l'acceptation sociale et dans les compétences communicatives. Pourquoi cela ?

L'intelligence et l'émotion

Nous sommes des animaux. Nos impulsions les plus radicales et primordiales nous le rappellent toujours, et après tout, que sommes-nous ? Nous sommes des organismes pluricellulaires, eucaryotes, cordés, vertébrés, mammifères, grands primates de l'espèce que nous avons nous-mêmes baptisée « Homo sapiens ».

Vous aussi, vous faites partie de la seule espèce connue dans l'univers capable de construire des vaisseaux spatiaux, de guérir des maladies en modifiant la structure chimique de composés obtenus à partir d'éléments naturels, d'inventions révolutionnaires comme la roue, les égouts, l'écriture, la médecine... En nous basant sur ce point, nous pouvons déjà développer une conscience proactive qui alimente notre capacité à évoluer dans notre petit monde.

L'homme est un être intelligent, l'intelligence est l'un des produits évolutionnaires qui a permis de résister à des événements catastrophiques comme de grandes sécheresses, incendies, inondations, glaciations, aux affrontements avec d'autres organismes, de virus à… tigres à dents de sabre, aux poisons de certaines plantes et à la dangerosité de certains lieux. Cet outil se manifeste dans la résolution de problèmes dans un temps relativement court. À une certaine question, il sera bon de répondre avec une solution déterminée qui, si inconnue, peut être élaborée par l'habileté connue sous le nom de « **logique** ».

Le test du « Quotient Intellectuel », aussi appelé QI, a été calibré précisément pour mesurer cette capacité et comprendre les potentialités individuelles d'une personne. Pourtant, les personnes ayant un QI supérieur à la moyenne ne semblent pas en mesure d'exploiter cette capacité. Certaines ont des difficultés de communication, d'interprétation, d'interaction sociale à différents niveaux, personnel et professionnel. Il ne suffit donc pas d'être « des cerveaux » pour réussir dans la communication et il ne sert à rien de savoir résoudre des problèmes complexes si vous n'êtes pas en mesure d'expliquer que c'est la meilleure solution, comme nous le verrons aussi dans le chapitre consacré à l'histoire gagnante.

Dans la communication « est vainqueur » celui qui réussit à véhiculer des émotions de manière consciente et intentionnelle, et pour le faire il faut partir d'une solide personnalité.

La nature sociale de l'évolution du cerveau humain

La **personnalité**, l'ensemble des qualités et des caractéristiques personnelles non physiques, comprenant les expériences et les préférences propres à un individu, peut avoir un grand nombre de facettes.

Celles-ci servent à mieux s'adapter à différentes situations et à mieux s'accorder avec certains autres groupes, et plus la personnalité est polyvalente et multifacettes, plus la personne aura la possibilité de s'intégrer et de se fondre dans différents types d'environnements sociaux.

Dans ce but, la connaissance de différents codes comportementaux et communicatifs augmente les chances de succès dans la vie : une personne qui a de grandes qualités d'intégration dans l'environnement de travail pourrait ne pas être du tout apte à s'insérer dans un contexte amical ou romantique. En revanche, une personne avec de grandes capacités de charme peut ne pas vouloir se mêler à ses collègues ou interagir avec des clients.

Dans les deux cas, l'individu n'est pas équilibré et, en fin de compte, il n'est pas heureux, à moins de vouloir vivre isolé ou de ne pas avoir besoin de travailler.

La personnalité réside dans un groupe de centres synaptiques dans le néocortex qui, s'ils sont endommagés, créent de véritables problèmes d'identité.

Ce que Freud avait compris, à propos de l'être humain, c'est qu'il a un Moi unique, je dirais « seul et unique », et que nos empreintes digitales sont aussi uniques qu'une personnalité. Ce qui est curieux et intéressant, c'est que notre cerveau a développé ce complexe d'interactions synaptiques afin d'améliorer nos capacités de communication et de répondre à un besoin biologique.

L'intelligence émotionnelle de Goleman

Le psychologue **Daniel Goleman**, auteur de plusieurs textes réussis, souligne depuis des années le fait qu'il existe un quotient, dit « Quotient Émotionnel », ou même QE, qui accompagne et contrebalance le Quotient Intellectuel.

Appartenir à l'espèce humaine consiste aussi à avoir des capacités relationnelles qui influencent inévitablement ses chances de réussir dans la vie.

Les quatre classes de compétences qui forment les variables du quotient émotionnel sont :

- Conscience de soi, avec la capacité conséquente de comprendre les limites de son identité, ses besoins et ses responsabilités personnelles ; seuls les grands primates ont ceci en commun, et très peu d'autres animaux. Grâce à cette capacité, vous avez un point de départ pour traiter l'empathie et la sympathie.
- Maîtrise de soi : l'individu conscient de lui-même peut partir de son état de conscience pour définir des objectifs, adapter son identité à des conditions extérieures et faire des prédictions où il peut se projeter avec optimisme dans l'avenir.
- Conscience sociale : pour pouvoir s'organiser en vue d'obtenir des changements, il faut pouvoir tisser des relations et rester en contact avec son prochain. Cette compétence est nécessaire pour toute activité comprenant deux ou plusieurs personnes.
- Gestion des relations : c'est la capacité de transmettre un système de valeurs ou une structure communicative à son semblable pour que puisse être atteint un but commun ou en autonomie.

Comme nous l'avons noté, pour déterminer la capacité d'un individu à exprimer une émotivité fonctionnelle, il est nécessaire d'interpréter ses capacités en fonction des relations qu'il peut construire avec les autres.

Les neurones miroirs

Un groupe intéressant de synaptiques qui résiderait principalement dans le cortex frontal et préfrontal est toujours la cause d'un vif débat dans le milieu des neurosciences.

Nous savons tous que les humains apprennent en imitant quelqu'un qui leur enseigne quelque chose.

Cependant, ce processus n'est pas seulement actif lorsque l'enseignant, ou le sujet modèle de l'apprenti, a toujours l'intention d'enseigner.

Par exemple, l'enfant apprend le langage des adultes même quand ceux-ci n'exposent pas activement les syllabes de sorte que l'enfant puisse répéter avec diverses tentatives de dire « maman » , « papa », « balle », « beau », « miaou » etc, et ainsi il arrive que, lorsque le papa fait tomber un objet sur le pied et qu'il s'exclame « m*rde! », l'enfant répète le juron sans que les adultes ne puissent rien y faire.

Selon ce même principe, les apprentis d'un métier sont invités à fréquenter non seulement l'atelier, mais la vie en général du maître d'un certain art, pour en apprendre les secrets et créer un modèle qui absorbait tout principe qui sort de simples gestes.

Aujourd'hui, nous savons que l'apprentissage est précisément régi par un ensemble de récepteurs qui sont liés aux fonctions que nous possédons déjà en tant qu'individus de l'espèce des Homo sapiens, relatifs à nos terminaisons. Dans notre grille d'apprentissage, il y a toutes nos capacités manuelles, communicatives et de penser possibles, alors qu'il manque celles pour voler comme un oiseau ou nager comme un requin.

Maintenant, il est intéressant de noter que les neurones miroirs s'activent chaque fois que nous nous trouvons en face d'un individu pour qui nous stockons toujours une certaine façon de bouger et de parler. En plus de cela, nous pouvons également intérioriser le contenu de ce qui est dit. Mais pour ce faire, nous activons d'autres zones comme celle de Broca dans le lobe frontal et celle de Wernicke dans le lobe temporal, respectivement dédiées à la structure du langage sous forme de mots et à la compréhension et à l'élaboration des significations que nous attribuons aux phonèmes.

Le cerveau a en lui la structure pour comprendre les messages, décoder la grammaire et la syntaxe, retravailler les mots et stocker les significations.

Il est également intéressant de mentionner le fait que ce type d'apprentissage, typique de nombreuses espèces animales, prend un aspect particulier dans la construction de l'identité chez les espèces qui possèdent un soi qui est capable de s'identifier.

Lorsque nous communiquons et ressentons des émotions, nous le faisons parce que nous avons été capables d'apprendre la communication et les schémas émotionnels. Certes, il y a des émotions « innées » et leur façon de les exprimer rassemble tous les grands primates avec des expressions physiques de joie, d'émerveillement, de colère, de peur, de dégoût et de tristesse, les six émotions dites de base. Mais comment et pourquoi nous les projetons dans et hors de notre esprit et de notre identité reste un facteur culturel et social.

CHAPITRE 2
LE CERVEAU, L'ESPRIT ET LA COMMUNICATION

Les risques dans les émotions de la communication de masse

Nous savons maintenant qu'il y a deux intelligences, une logique et une émotionnelle, que le cerveau humain est programmé d'une manière ou d'une autre pour mimer les comportements des autres et les reprendre, et que lorsque ces deux intelligences travaillent à l'unisson, nous obtenons une plus grande probabilité de véhiculer nos informations avec exactitude et compréhensibilité.

Venons-en maintenant aux « notes douloureuses ».

Les émotions sont donc aussi des outils évolutionnaires avec lesquels nous pouvons interagir avec l'environnement et apporter des avantages utiles à l'individu, à la communauté et même à toute l'espèce, comme d'autres mutations, comme le pouce opposable ou l'apparition du cortex préfrontal dont nous avons besoin pour créer un meilleur sentiment de communauté et de familiarité avec nos semblables.

En les traitant comme des « instruments » et non comme des conditions purement internes à l'intellect d'un individu, nous pouvons comprendre comment celles-ci ont une double valeur. En les comparant à un instrument de travail, nous supposons ici une clé anglaise, nous pouvons penser que ce très utile morceau de métal peut servir en de nombreuses occasions à l'ouvrier, mais le même instrument, s'il est géré avec peu de soin, peut le blesser lui ou ses collègues.

De même, il est bon d'éprouver des émotions, pas toutes et pas toujours, pour dire la vérité, ou mieux, il est bon que nous ayons la possibilité d'éprouver des états émotionnels, mais si nous n'utilisons pas ces outils correctement, nous risquons de nous blesser nous et les autres.

La dialectique qui veut que nous ne nous préoccupions pas trop de ce que nous disons tant que nous ne « sommes que des mots » ne fonctionne pas, parce que, à juste titre, des mots comme ceux contenus dans les livres changent le monde et la société avec des résultats qui influencent directement la vie des gens. Ainsi dans le « Mein Kampf » (Mon combat) par Adolf Hitler il y avait des mots, et ceux-ci ont déclenché une fureur violente qui a duré des années. Le même instrument, le mot, peut être utilisé de manière diamétralement opposée comme démontré par le Mahatma Gandhi, par Nelson Mandela et Martin Luther King dans leurs discours contre la violence. En étant petit, nous aussi, nous sommes amenés chaque jour à réagir de manière proportionnelle et raisonnée envers les paroles d'autrui. Et si nous choisissons de réagir de manière assertive, nous serons certainement d'une aide, à nous-mêmes et aux autres, d'une manière qui ne peut que profiter à tous, sans nous priver d'énergie ou de possibilités d'avantages.

Prenez sérieusement en considération l'idée que, comme l'a dit Goleman, l'amygdale a peut-être « activé » votre système limbique afin de répondre à une menace qui n'était pas aussi grave que l'avait perçue le cerveau reptilien. Mais à travers l'émotion, vous avez été persuadé de penser que vos émotions étaient toutes justifiées. Cessez de vous apitoyer sur vous-même et cessez de croire que les émotions donnent de la valeur à la douleur que vous auriez pu très bien ne pas ressentir ou ressentir dans une bien moindre mesure.

Malheureusement, comme je le disais tout à l'heure, ne serait-ce que pour l'industrie du dentifrice, nous vivons dans une société qui rend fétiche la peur et la douleur, ce qui rend les gens plus enclins à rechercher des conditions douloureuses, car ce serait en quelque sorte « noble ». La seule douleur qu'il est juste et intelligente d'éprouver est celle de la fatigue après avoir pratiqué, par exemple un sport, afin d'améliorer sa structure, sans aggraver son état. Sur le plan émotionnel, ressentir de la douleur sans que cela soit absolument nécessaire est futile, mais une bonne partie des médias pensent que c'est normal.

Si vous parcourez les forums d'un réseau social, tôt ou tard, vous tomberez sur un profil « ironique » qui parle d'auto-sabotage, de dépression, d'apathie, d'obésité ou d'autres troubles avec une légèreté et une frivolité qui réduisent ces problèmes, parce qu'ils sont des problèmes, pas « hashtag trendy » à une forme d'excentricité de personnes modernes... Ce qui n'est pas tout à fait vrai. Arrêtons de charger les nouvelles générations d'émotions négatives en prétendant que c'est amusant simplement parce qu'il serait plus fatigant de leur fournir les outils pour avoir une vie plus épanouissante et plus solide.

Cette instrumentalisation des sentiments négatifs est un véritable cancer qui mine la capacité communicative et assertive des « millennials » et de la « génération Z », nous renvoyant les données les plus alarmantes de l'histoire de l'humanité sur le stress perçu par les nouvelles générations, qui est plus grand qu'un patient psychiatrique du début du siècle dernier, selon certaines études, comme celle menée sur un millier d'enfants par l'American Psychological Association entre 2013 et 2017. Si le degré de mesure de stress d'un adulte est égal à 5 sur 10, pour les adolescents des dernières générations serait déjà à 6, et n'ont pas encore atteint trente ans...

Cela contredirait la théorie évolutionnaire que nous avons exposée plus tôt. Plus de communication signifie plus de capacité à être socialement actif et donc potentiellement plus heureux. Au lieu de cela, nous sommes face à un désastre social.

Le problème n'est pas seulement dans le potentiel, mais dans la qualité de la communication, et c'est là que les émotions jouent un rôle fondamental. Si nous véhiculons constamment des messages menaçants pour l'estime de soi, avec des indications sur ce que devrait être votre corps, votre famille, votre groupe d'amis, mais aucune de ces choses ne vous est fournie, ou bien vous n'avez pas les moyens de les obtenir, vous irez au burn-out et vous serez convaincu que vous êtes « faux », ce qui allume les alarmes de l'amygdale et vous empêche d'être assertif.

Pour vous donner un exemple pratique de la façon dont cette communication massive cause des dommages, nous vivons à une époque où la prétention socialement répandue de vivre avec un corps sculpté a fait monter en flèche les ventes d'abonnements pour des gymnases, des compléments alimentaires et du matériel d'entraînement. Mais en même temps, nous n'avons jamais connu autant de problèmes d'obésité et de maladies liées à un mode de vie malsain.

La vérité est que nous devons considérer moins l'importance de toutes les émotions et évaluer plus attentivement celles qui nous sont vraiment utiles. Prenons le cas de l'indignation. Il y a quelque temps, dans un programme américain, trois messieurs discutaient intensément sur le thème de la souffrance, et chacun parlait pour son propre groupe ethnique.

La question était : qui a le plus souffert parmi les Africains, les Juifs et les Amérindiens ? Il semblait qu'en montrant autant de souffrances que possible, il était possible d'y gagner quelque chose. Le spectacle était devenu grotesque, car en dehors des vérités historiques, les émotions ainsi présentées n'unissaient pas les victimes de divers systèmes oppressifs, mais les divisaient en une sorte de « guerre entre victimes ». Beaucoup de gens vivent ainsi. Ils estiment avoir droit à quelque chose, à être aidés et à avoir autorité dans un domaine, en raison de leurs émotions négatives vécues.

Pour être de bons communicateurs, de nos jours, nous ne pouvons pas ne pas étudier le domaine dans lequel nous nous déplaçons et c'est pourquoi je vous exhorte à prendre en considération cette problématique. Nous sommes constamment exposés à des émotions qui servent à vendre quelque chose, mais les valeurs affirmatives, elles, sont hors de portée des personnes. Une société s'est développée qui, contrairement à ce que souhaite Andrew Salter, craint son propre potentiel et comble ce vide avec des frivolités et des comportements qui se retournent contre nous.

Cependant, vous ne devez pas vous décourager et pensez que de plus en plus de gens sont intéressés à réévaluer précisément les piliers de la communication assertive et s'engagent à créer un mode de vie plus sain pour l'esprit de tous. Et vous pouvez en faire partie !

Cela en vaut la peine, je vous le garantis : égoïstement parlant, il vaut mieux être affirmatif et gentil.

Communication passive, agressive et assertive

Selon les études du professeur Salter, il existe trois types fondamentaux de communication, avec lesquels l'homme se projette à l'extérieur, mais chacun d'entre eux porte la graine d'un comportement interne qui se répète et s'auto-alimente même quand lorsque nous ne sommes pas forcément connectés à quelqu'un.

Cela veut dire qu'il y a des inclinations particulières, pas forcément « fixes », qui définissent des rôles, sommairement définissables comme « passif » et « agressif », l'un complémentaire de l'autre. De telles inclinations, disais-je, ne sont pas statiques, mais peuvent changer au fil du temps, de sorte qu'une personnalité passive peut devenir agressive avec le temps ou vice versa. Ou bien même être agressive avec un certain type de personne, par préjugé, par exemple, pour ensuite ne pas l'être avec un autre type de personne, parfois de manière totalement arbitraire. Il peut y avoir de nombreuses raisons de changer d'attitude et de « glisser » inconsciemment dans la polarité opposée, par exemple en cas de changement dans la vie, résultant d'un nouveau travail, d'un déménagement, d'une maladie, une relation qui vient de se terminer ou qui vient de commencer, une sorte de choc qui a pu changer les perspectives de l'individu.

Pour mieux comprendre avec quel type de personnalité nous nous interférons lorsque nous parlons avec quelqu'un, nous pouvons utiliser une forme d'**écoute active** dans laquelle isoler les formes verbales « préférées » de l'interlocuteur et mieux comprendre ses besoins et ses intentions.

Communication passive

La communication passive se caractérise tant par l'usage exacerbé de mots comme « moi » que par les verbes qui expriment un état de besoin, typique d'une personnalité pour la plupart enfantine et non autosuffisante. « Je veux », « je ne veux pas », « je ne voulais pas ça », « j'ai besoin de... » et d'autres affirmations similaires.

Fortement autodévalué, le type passif ne s'estime pas à la hauteur de l'environnement qui l'entoure et tolère mal les règles qui le régissent. Cependant, il n'aime pas le conflit et évite toute forme de confrontation frontale pour opter pour une forme de manipulation, nous verrons plus loin dans le paragraphe sur le « storytelling » et la manipulation passive ce que je veux dire.

En évitant toute responsabilité personnelle possible, le type passif préfère « décharger la responsabilité » et, s'il ne trouve pas quelqu'un à qui donner la faute de son problème ou de son échec, il essaiera plutôt de dire que « quelqu'un d'autre fait encore pire que lui » et que sa position n'est pas aussi grave que cela en a l'air.

Si d'un côté il ne semble pas avoir une grande considération des autres, coupables d'avoir créé une structure dans laquelle il ne voulait pas être inséré, de l'autre il n'a même pas une grande opinion de lui-même, se sentant puni soit par lui-même, ainsi, il aime se plaindre de sa condition et cherche à attirer la pitié d'autrui, qui lui fait remarquer ses éventuelles défaillances.

Si exaspéré, le type passif est capable de gestes qui ne sont utiles à personne et qui blessent tout le monde, en représailles émotionnelles, message avec lesquelles, s'il n'est pas content, personne ne doit l'être.

Les problèmes et les émotions de l'autre le concernent dans la mesure où sa personnalité égocentrique et centralisatrice n'en est pas affectée.

Communication agressive

La communication agressive est un produit typique de la personnalité parentale oppressive qui veut imposer des règles avec un système moral rigide, affirmations dans lesquelles résonnent souvent des formes verbales dictées par le « devoir ». « Il faut faire ainsi ! » « tu dois être plus gentil avec les clients », « tu dois me respecter ! », « tu n'as pas à faire que ce que tu aimes » etc.

Si ce n'est pas le patron, il s'est autoproclamé « boss » et croit savoir exactement ce qu'il faut faire même s'il possède la même quantité et la même qualité d'information que les personnes autour de lui, son ego parle pour lui. Incapable d'exprimer un regret sincère dans les occasions où il se trompe, et c'est déjà un miracle s'il admet l'avoir fait, il se concentre davantage sur avoir éventuellement « blessé vos sentiments avec mes mots » sous-entendant que le problème est la personne blessée, trop faible, et qui, par son attitude passive, mérite au contraire une sorte de « redressement ».

Il est parfaitement à égal avec le type passif, avec lequel il se complète, pour créer des règles, pour l'un et… ne pas s'adapter, pour l'autre.

C'est la classique personne qui quand elle voit quelqu'un attacher son vélo à un poteau sans que cela ne gêne personne, doit « lui apprendre à vivre dans le monde » et le réprimander.

Il se moque de savoir s'il y a des conditions de nécessité ou s'il y a une erreur sans conséquence pour autrui, si l'autre a tort, il doit payer et il est un partisan de la punition comme méthode de rééquilibrage des dynamiques sociales.

Les émotions des autres et leurs besoins doivent s'inscrire dans sa vision du monde et dans les règles qu'il a décidées, que tous doivent suivre.

Communication assertive

Ne nous y trompons pas ! Nous oscillons tous entre la personnalité passive et la personnalité agressive, cela dépend seulement de la journée que nous avons et des personnes avec qui nous entrons en contact pour tendre davantage vers un pôle que vers l'autre. Il n'y a rien d'étrange parce que cette dichotomie existe depuis avant notre naissance et est acceptée comme un fait social réel et presque incontournable de la communication. Et au lieu de cela, il est complètement faux que vous ne pouvez pas vous débarrasser de cette dynamique.

La communication assertive tend précisément à éluder cette dynamique et à se retrouver ni victime d'infantilisme, ni celle du « punisseur » qui voudrait éduquer.

La personnalité adulte qui s'élève de ce conflit met l'accent sur les verbes de la possibilité, et propose donc des solutions, plutôt que sa propre déception envers la position de l'autre.

Comme exercice sur l'assertivité, essayez de penser à une situation négative, une de ces discussions où vous savez que vous risquez de perdre votre sang-froid, et envisage de proposer un arrangement en entrant dans la possibilité réelle d'éliminer ou de contourner le problème qui peut être vécu, entre vous et l'interlocuteur.

« Comment peut-on surmonter cela ? » « Que peut-on faire maintenant ? » « Qui peut nous aider à résoudre ceci ? » « Pouvons-nous en parler plus tard ? »

Donner au prochain l'idée de pouvoir faire quelque chose, élimine déjà une partie de l'anxiété et de l'agressivité qui forcent à des réactions négatives et déclenchent le système primitif du « Fight or Flight » de l'amygdale.

Pour faire cela lorsque l'autre est très agité ou quand nous-mêmes sommes victimes de nos émotions négatives comme la colère ou la peur, nous avons un outil qui en psychologie est appelé « dialogue interne ».

Dialogue intérieur et calme intérieur

Nous avons vu dans le paragraphe sur la « Capacité à aller bien » à propos des piliers de l'affirmation, qu'il y a une question très simple à partir de laquelle nous pouvons commencer à recalibrer notre organisation émotionnelle et communicative.

Se demander « comment vais-je ? » est le tournant entre un moment de crise et une résolution.

La crise peut être provoquée par une émotion extérieure que nous avons intériorisée à cause d'un conflit avec le prochain. Par exemple, une divergence de vues et des difficultés à communiquer ses motivations, ou par une fragilité interne personnelle. Je citerai en exemple, le moment où nous nous sentons sous pression en participant à un examen ou lorsque nous nous posons une question à laquelle nous n'étions pas préparés à un entretien d'embauche.

La première chose à faire, comme déjà établi, est de se demander ce que vous ressentez. Donnez-lui un nom pour que vous puissiez le surmonter.

Une fois que vous aurez reconnu la difficulté qui vous attend, **respirez à fond**. Ce n'est pas un petit conseil, croyez-moi ! Le système limbique et l'amygdale sont influencés par les tensions du système parasympathique semi-volontaire que vous pouvez contrôler en inspirant simplement, en essayant d'utiliser le diaphragme et l'abdomen, et en expirant lentement sans faire trop de bruit.

Pendant que vous inspirez, calibrez la réponse avec un verbe qui exprime des possibilités, en expirant, répétez cette réponse dans votre esprit. De cette façon, vous relâcherez les tensions internes qui sont généralement accompagnées d'un état d'apnée.

Mettez un sourire sur la bouche, non pas tant parce que votre interlocuteur se calme, mais surtout pour un effet de retour nerveux pour lequel le cerveau peut être « trompé » et convaincu qu'il y a raison de sourire. Cela peut sembler étrange, mais c'est le cas : parmi les « bugs de système » du cerveau, il y a ce qui fait que l'esprit ne reconnaît pas les causes et les effets de certaines actions : lorsque vous souriez, vous provoquez une légère libération d'endorphines qui vous aideront à vous calmer et à mieux gérer la situation.

Toute l'opération ne durera que deux secondes et votre interlocuteur aura l'impression que vous rangez vos idées pendant que vous répondez de manière plus calme et plus sûre.

La « boîte à outils émotionnelle »

Alors que nous explorons les merveilles du monde neurologique et interprétons les fondements physiologiques de l'activité psychologique, nous construisons également notre propre trousse de premiers soins assertive.

Nous comprenons que nous avons une certaine marge de manœuvre et la capacité de changer des événements que, jusqu'à aujourd'hui, nous subissions sans pouvoir faire autre chose que d'avoir une attitude passive-infantile ou agressive-oppressive.

Nous sommes en train de rassembler les outils pour nous débarrasser du malentendu linguistique interne qui nous fait croire que nous « sommes » le problème que nous subissons, et non de « pouvoir faire », soit quelque chose qui sort d'un schéma préjudiciable, soit quelque chose de positif dont nous puissions goûter les fruits d'une bonne semence.

Notre intention, en tant que communicateurs qui aspirent à être plus efficaces, est d'être des sujets actifs et participatifs, occupés à utiliser les déclinaisons du verbe « faire » et « pouvoir » quand ils parlent d'eux-mêmes.

Pour compléter cet ensemble de gestes et d'informations utiles, nous trouvons les « outils émotionnels » avec lesquels nous connecter à notre prochain : nous parlons d'empathie et de sympathie. Ces termes sont souvent échangés contre des synonymes, mais dans la subtile différence étymologique qui existe entre eux, il y a en fait une grande différence pratique quand il s'agit de traiter avec des personnes en chair et en os.

Sympathie

La sympathie, si elle est observée d'un point de vue anthropologique qui compare sa valeur en fonction de populations différentes, est un élément étrange de la sociabilité et, selon la culture, elle peut créer un lien instantané ou, de manière diamétralement opposée, une distance pleine de méfiance.

Pour les peuples nordiques, une personne « trop sympathique » peut être celle qui cherche à faire la « ruse ». Elle n'a pas les capacités réelles nécessaires à un rôle déterminé, mais elle veut suppléer par la présence d'esprit et la connectivité sociale, peut-être en simulant l'intérêt pour les autres et en utilisant le prétexte d'être « raisonnablement intéressé par le facteur humain » en manifestant une affection de laquelle nous pouvons douter. Le sympathique « suspecte » exprime la proximité avec les autres, mais cet effort est considéré comme une tentative un peu désespérée, contre nature et non productive.

Dans la série de succès de Netflix « Black Mirror », dans l'épisode « Chute libre » il y a une exaspération de cet instrument, dans lequel la société est régulée en fonction d'un quotient de popularité général, qui détermine la possibilité de travailler ou d'acheter une maison, seulement si vous êtes suffisamment coté. Cette crainte d'exprimer des préférences et des particularités personnelles ou d'être jugé pour la capacité d'être sympathique, fait bien l'égal avec la peur de ne pas être reconnu pour ses propres capacités professionnelles et humaines.

En bref, pour beaucoup de cultures, la sympathie est un moyen qui remplace trop souvent la méritocratie. À juste titre, il n'est pas juste de confier une tâche importante juste parce qu'une personne sait divertir son prochain alors qu'il y a des individus plus qualifiés pour le travail, par exemple.

Ceux qui cherchent à être « trop sympathiques » finissent par avoir un comportement artificiel gênant et les « requins de la finance » essaient de se montrer sympathiques, mais en réalité il n'est absolument pas dit qu'ils partagent vraiment le système de valeurs de l'interlocuteur.

La véritable sympathie serait justement celle-ci. La capacité de partager des émotions d'autrui pour lequel nous aurions un point de rencontre, un « quelque chose en commun » et à travers cette valeur partagée, construire une relation avec des finalités, aussi très différentes, de ce premier élément qui a créé la « colle »sociale.

Dans les populations méditerranéennes, la sympathie est un élément indispensable de la culture et de la tradition. Un orateur habile de l'époque classique n'avait pas simplement raison, mais il devait aussi attirer la sympathie du public, s'il voulait vraiment être considéré.

En observant par exemple l'évolution de la communication, notamment dans le domaine politique, à l'ère des médias sociaux, nous nous rendons compte combien les candidats pour le rôle de Premier ministre ne sont pas choisis par les partis pour la capacité administrative et organisationnelle des dicastères, ce qui devrait être à la base de cette responsabilité institutionnelle, mais sur la base de la sympathie qu'ils susciteraient chez le peuple.

Ce critère de jugement faussé par des éléments émotionnels a du sens tant que nous voulons construire un environnement cohérent et homogène, où les personnes qui interagissent se retrouvent à recréer une unité familiale de groupe.

Ce que nous sous-estimons, c'est que même dans les familles, nous créons des désaccords et des mésententes, et cette vision idyllique et monolithique du groupe parental, irréelle, ne peut s'appliquer au domaine du travail ou institutionnel.

La sympathie est applicable au groupe des amis, c'est pourquoi il est normal de nouer ce type de relation avec ceux qui partagent notre point de vue sur certains sujets qui sont importants pour nous, mais c'est une simple illusion que de vouloir atteindre un bon niveau de confiance avec tous. Pourtant, dans notre pays, de nombreuses personnes sont convaincues qu'il est plus important de « savoir faire avec les gens » que de savoir vraiment faire un bon travail. Cela contredit le principe de justesse de l'affirmation, et, tôt ou tard, la sympathie cède la place à la raison. Un licenciement motivé par l'antipathie personnelle finit par devenir une affaire pour le tribunal du travail compétent, tandis que le maintien d'un travailleur incapable, mais sympathique finira par user l'entreprise.

La sympathie doit être réglementée et rationalisée dans un contexte approprié, de sorte qu'il ne faut pas échanger la capacité de s'adapter à toutes les conditions, avec un véritable partage de vues.

Attention donc, car beaucoup attendent des autres une attitude sympathique même lorsque cela n'est pas absolument nécessaire.

Empathie

Si la sympathie est littéralement « comprendre la souffrance », l'empathie est « ressentir la même souffrance ». La différence entre les deux termes et leurs significations intrinsèques est grande, parce que l'individu sympathique peut simuler la participation à un « pathos » ou « passio », une douleur ou une passion au sens large, avec l'intention d'accumuler la confiance et d'augmenter sa capacité d'interagir profondément avec l'autre. Ainsi, « comprendre » ne veut pas dire « essayer » ! L'individu empathique est celui qui ressent la douleur des autres, très souvent parce qu'il a une idée de ce que l'autre est en train de traverser, pour le meilleur et pour le pire, et il rappelle à lui ses sentiments, en harmonie avec ceux de celui qui est en face de lui. Pour cela, le développement des neurones miroirs et la capacité d'entrer dans la communication profonde sont essentiels. Les émotions peuvent aussi induire en erreur, parce qu'une personne qui souffre pour une raison déterminée peut induire le souvenir dans l'aspect empathique d'un autre type de souffrance, pas nécessairement lié au même domaine et peut donc déclencher un malentendu avec un « faux positif empathique ».

L'empathie, lorsqu'elle est authentique, jette les bases d'une interaction très profonde et engageante, qui crée généralement une interaction spontanée entre deux personnes, parce qu'elles arrivent naturellement à se mettre dans la peau de l'autre.

Ceci est généralement suivi par l'offre de consacrer attention, temps et énergie au problème qui afflige le sujet.

Pour le communicateur assertif, l'empathie est un outil très puissant, car il permet d'entrer en harmonie. Mais attention, le risque est de brouiller son point de vue et de s'éloigner de sa propre position, pour permettre à l'autre de s'exprimer, en négligeant ses droits et en reléguant au second plan son bien-être. L'empathie n'est donc une bonne chose, que si le principe d'égalité est maintenu, n'excusant pas les attitudes égoïstes et unilatérales.

Compassion

Attitude émotionnelle beaucoup plus mûre et constructive que celles que nous venons d'examiner, la compassion se situe juste en dehors du groupe « sympathie-empathie » parce qu'elle propose une action ainsi qu'une compréhension effectuée sur un niveau profond, comme dans l'empathie, ou au niveau plus superficiel, comme dans la sympathie.

La compassion indique un degré de participation et d'intention que les deux autres niveaux n'atteignent pas et se fixe déjà des buts.

Bien qu'il soit impossible de ne pas être sympathique et empathique envers au moins quelques individus parmi ceux qui nous entourent, ce n'est qu'avec une attitude compatissante que nous pouvons « faire la différence » et être assertifs. La sympathie et l'empathie servent à comprendre le « qu'est-ce qui fait que » et le « pourquoi » de certaines préférences, mais c'est avec la compassion que nous pouvons comprendre « comment » nous pouvons nous sortir de situations critiques et améliorer notre condition et celle des autres.

C'est un peu comme dire que j'ai froid dans la maison. Le sympathique me dira que c'est vrai, et j'ai raison de me plaindre parce que lui non plus n'aime pas le froid.

L'empathique soulignera qu'il a aussi froid et que cela lui crée un malaise semblable au mien. Mais ce sera la personne compatissante qui sortira à découvert en proposant de prendre une couverture, d'allumer le chauffage, de fermer la fenêtre par où entre l'air froid, ou de sortir de la maison gelée pour aller au soleil. Attention donc, parce que le compatissant n'apparaît pas « tout à coup » avec déjà la solution dans la poche, mais il doit passer par l'un des deux stades précédents pour pouvoir comprendre aussi quoi faire.

Même lorsque rien ne doit être fait, seulement offrir son propre soutien sous la forme de mots, nous pouvons être utiles aux autres, et cela apporte des avantages indéniables sur le plan de la communication parce que, pour être honnête, les gens préfèrent avoir autour d'eux des attitudes positives et proactives. Il existe certainement des situations plus rares, par exemple avec des personnes cliniquement déprimées ou anxieuses, qui préfèrent avoir autour d'elles d'autres personnes inactives et apathiques avec qui ils répètent leur propre problème, qui, depuis, pourraient éprouver de l'ennui pour quelqu'un qui voudrait les « forcer » à sortir de leur état.

Si quelqu'un a besoin de l'aide d'un spécialiste, ne vous substituez pas à un médecin spécialisé dans la santé mentale. Le risque n'est pas seulement d'exacerber la situation que vous « croyez connaître », nous sommes tous familiers avec la tristesse, mais seulement les dépressifs comprennent la dépression, mais bien de vous entraîner dans une dynamique imprévisible et frustrante.

En bref, assurez-vous qu'aucun des trois éléments ci-dessus ne devienne une façon de disperser les énergies et de les doser avec soin. Votre temps est précieux et personne ne vous le rendra.

Identité et émotivité

« Panta rei », disaient les Grecs. « Tout coule ». Et ils avaient raison.

Pour beaucoup, l'illusion de la stabilité coïncide avec le bonheur, mais les choses sont rarement ce que nous voudrions qu'elles soient et ne vont jamais complètement selon nos désirs.

Ceci est un point très critique pour l'identité qui se fixe sur des suppositions que nous voudrions immuables. En termes relativistes, dans deux cents ans, personne qui est actuellement sur cette terre ne sera encore à sa place, et dans quelques milliards d'années, la planète elle-même n'existera plus. Encore moins si nos sentiments peuvent rester fixes et immuables pendant plus de quelques mois ! L'amour change, la haine change, l'indifférence et l'ennui ne sont pas éternels.

Le piège de l'identité fixe lié à des émotions « stables » implique de près la personnalité enfantine des personnes pour lesquelles l'enfant intérieur est facilement effrayé à cause des nouveautés, ce qui en déstabilise le panorama intérieur et extérieur.

Si, par exemple, nous aimons une certaine expérience, nous avons tendance à la répéter autant que possible, en lui attribuant une valeur absolue que nous considérons à tort comme universelle. Lorsque nous rencontrons quelqu'un qui n'aime pas la même expérience comme nous, nous avons tendance à avoir même des jugements de valeur sur l'identité de l'autre, qui serait coupable de ne pas partager l'expérience, en se soustrayant à l'universalité avec laquelle nous l'avons étiquetée sans raison logique.

Prenons le cas de votre jouet préféré. Avez-vous toujours joué avec cet objet avec le même plaisir et la même intensité à chaque fois, ou après avoir jeté l'emballage et avoir manipulé le jouet la première fois, a-t-il commencé à être moins intéressant ?

Et en prenant ce jouet en main maintenant, en tant qu'adulte, pensez-vous que vous entendriez ces émotions ou peut-être d'autres diamétralement opposées, comme la nostalgie et même de la tristesse pour les temps qui ont changé sans que vous puissiez y faire quoi que ce soit ?

À combien d'objets et de relations donnons-nous le pouvoir de définir notre identité ?

Combien d'émotions finissent par donner des limites et des conditions à notre personnalité sans que nous ne nous en rendions compte ?

Même la nourriture a ce pouvoir. Nous attribuons des jugements de valeur à ceux qui partagent nos goûts et nos choix, pour lesquels une personne nous est plus sympathique et familière si elle mange ce que nous mangeons.

Nous faisons instinctivement plus confiance à une personne qui mange de la viande comme nous et moins à un végétarien, et si nous sommes sobres, nous aurons plus de plaisir à avoir à nos côtés une personne qui ne boit pas d'alcool.

Cet aspect fait paniquer les gens qui s'attachent à une figure émotionnelle qui, si elle change, et tôt ou tard elle le fera, « trahira » les attentes et les préjugés développés arbitrairement.

Nous avons des neurones miroirs, nous nous déplaçons de manière synchrone sur certains aspects, mais si cette synchronisation échoue dans un autre aspect, nous éprouvons des émotions négatives et nous nous sentons justifiés à aller « contre » cet individu qui est maintenant « antipathique ».

Masques émotionnels sociaux

Selon la « théorie des masques » de Luigi Pirandello, le célèbre dramaturge et écrivain italien, nous sommes amenés à être des personnes différentes exactement comme dans la théorie du « panta rei » grec.

Nous sommes des personnes différentes si nous sommes en relation avec le voisin, si nous allons chercher des fruits et des légumes dans la boutique du quartier, et si nous allons au bureau, nous nous déshabillons de nos vêtements métaphoriques du client et nous devenons travailleurs, et à son tour le masque du travailleur peut-être différent si vous parlez avec votre collègue avec qui vous êtes en confiance, avec le nouveau, avec le client, avec le chef de secteur, avec le directeur, avec le livreur qui apporte l'eau pour le distributeur. Et une fois rentrés à la maison, voilà que nous avons mis en place le masque pour la famille, différent selon que vous êtes en contact avec vos parents, vos enfants ou votre partenaire.

Même seuls, nous avons un masque différent, selon l'endroit où nous sommes.

Et donc, qui est le Moi qui communique avec les autres ? Qui sont les autres qui communiquent avec moi ?

De cette réflexion, nous pouvons tirer une leçon importante qui s'articule dans le droit de s'exprimer, d'égalité et de se sentir bien avec soi-même. Si d'une part nous ne pouvons pas interagir avec tous de la même manière, d'un autre côté, il n'est pas étonnant que les autres se comportent différemment lorsqu'ils entrent en contact avec d'autres personnes.

Essayez de penser comme ceci… Imaginez-vous travailler dans un environnement comme celui de l'enfance ou celui avec un handicap intellectuel. Une fois sorti du travail, où, pendant quelques heures, vous avez adapté la façon de parler et de vous comporter aux besoins de vos assistés, les gens se sentiraient mal à l'aise, même insultés, si vous deviez vous rapporter à eux comme à un enfant ou un adulte souffrant d'un handicap cognitif. En revanche, si vous parliez à ces personnes comme vous vous exprimez habituellement en présence de votre conseiller financier ou de votre physiothérapeute, vous ne feriez pas votre travail correctement.

La vérité est que le contexte ajuste les émotions plus que nous pouvons l'admettre. Comme le faisait remarquer le psychologue Jules César Jacob, si vous agissez toujours de la même manière, mettons par exemple dans la maison de vos parents, dans un quartier des prostituées d'une ville étrangère, ou dans un bateau de pêche, vous seriez « adapté » à une situation, mais nous vous prendrions pour un fou dans les autres. Le fait qu'un système complexe auquel nous participons, mais que nous ne contrôlons pas entièrement, influence notre communication est totalement naturel, mais, au moment même où nous nous en apercevons, il nous semble anormal parce que nous insistons sur le fait de vouloir « être nous-mêmes » même lorsque nous ne savons pas très bien ce que cela signifie et ce que cela implique.

En d'autres termes, nous sommes tellement attachés à l'idée d'avoir une identité immuable que nous ne nous rendons pas compte que nous et les autres changeons constamment.

Le droit d'être soi-même et les préjugés toxiques

L'attachement, pour les philosophies orientales, est défini comme un « poison mental » et selon le paragraphe précédent, les personnes sont souvent plus attachées à la préconception qu'elles se sont faites sur les autres qu'elles ne sont effectivement attachées à la personne elle-même. Cela implique un certain degré d'

« empoisonnement » des processus cognitifs et la construction d'un filtre préjudiciable qui alimente les préjugés et les stéréotypes.

Cela peut sembler un concept tordu, mais en réalité c'est ce qui arrive très souvent à tout le monde. Nous avons besoin de certaines valeurs dans notre vie, une personne nous semble sympathique et/ou empathique et nous projetons sur elle les qualités dont nous avons besoin... Et nous nous fâchons si elle ne les manifeste pas. L'individu enfantin, en substance, veut que les autres soient plus enclins à être comme il se sent, d'avoir besoin qu'ils soient, plutôt que comme ils sont vraiment, mais nous ne pouvons pas prétendre changer les gens juste pour satisfaire notre propre caprice.

Quand nous développons ces idées préconçues, nous interagissons ensuite avec les autres, en les classant selon nos préjugés et le mot lui-même clarifie ce processus. « Nous jugeons à l'avance » pour essayer de ne pas souffrir de malentendus que notre propre esprit a créés sans nous en rendre compte.

Le racisme, point culminant négatif de ce mécanisme, est la conviction erronée de pouvoir prévoir le comportement d'un individu à partir de son groupe ethnique de naissance... Mais cela ne peut pas exister, car après des décennies d'études, généticiens, anthropologues et psychiatres s'accordent à dire qu'il n'y a pas de « race » plus encline qu'une autre à certains comportements.

En outre, il y a plusieurs théories, pour le moins bizarres, qui divisent la société en d'autres segments fixes, comme l'homme et la femme, avec la projection de préjugés culturels qui, s'ils ne sont pas respectés, suscitent l'antipathie chez la personne qui estime le comportement d'autrui. La seule chose pire que de répéter les stéréotypes de masse, pour ceux qui ne sont pas conscients de la capacité de changement d'identité, c'est de contrevenir à ces mêmes stéréotypes.

Nous nous plaignons de la fragilité excessive et de la frivolité du genre féminin comme du manque de tact et de profondeur du genre masculin, par exemple, mais si une femme est capable de se défendre et de se garer seule et peut-être qu'elle n'aime pas les commérages, elle est immédiatement accusée de ne pas être féminine et même de se détester elle-même, ainsi que… les autres. Un homme qui aime les fleurs, qui ne joue pas au football et qui n'est pas intéressé par les moteurs est automatiquement défini comme peu viril, comme si ces trois facteurs affectent la virilité ou non.

Les préjugés sont toujours toxiques parce qu'ils n'aident pas à se familiariser avec les gens, mais seulement à augmenter le niveau de conflit souvent préexistant à la communication conflictuelle en cours.

C'est évidemment ce qui se passe lorsque nous considérons des catégories d'être « totales », telles que l'appartenance à un certain genre biologique, le pays de provenance, le credo de la famille d'origine, la couleur de la peau et toute une autre série de facteurs qui influencent la personnalité, mais qui ne déterminent le degré de succès et d'honnêteté de personne.

À un niveau moindre, si nous parlons de relations conflictuelles à cause d'attentes, sur les traits psychologiques et les attitudes comportementales, ce qui arrive souvent, et qui fait échouer un dialogue entre deux personnes, c'est que l'un des deux change de traits personnels en ne tenant pas compte des nécessités dans les dynamiques entre ceci et l'autre, ou change ses besoins, ou, comme cela arrive le plus souvent, change à la fois sa personnalité ET ses besoins. Prenons le cas de deux enfants qui ne se voient que quelques fois par an et qui ont un temps de maturation et d'attention aux différents éléments du monde adulte. L'un, en substance, peut-être plus précoce que l'autre.

En grandissant, un enfant sera moins attiré par certains jeux, ce qui pourrait créer une fracture dans la dynamique de communication entre les deux, parce que l'enfant précoce accuserait l'autre d'être « un enfant » Ce qu'il serait, en effet, et il n'y a rien de mal à l'être pendant l'âge en question, tandis que le plus enfantin accuserait l'autre d'être changé. Mais tous changent : ce n'est qu'une question de temps. « Enfant » et « changé » deviennent deux conditions de l'être fixe et stéréotypé négativement. Ces considérations accompagnent l'évolution du conflit entre les deux qui pourraient diviser leurs propres chemins même si, en fait, il suffirait d'attendre d'être à nouveau tous les deux sur la même longueur d'onde.

Nous créons tous des préjugés sur nos connaissances, nos voisins, nos collègues, etc., et nous créons notre propre réseau de communication basé sur la bonne façon d'interagir. Lorsque nous connaissons quelqu'un de nouveau, nous renouvelons les connaissances antérieures pour répéter ces mêmes schémas, peut-être en mélangeant quelques éléments, de type « comment se comporter avec une femme » et « comment se comporter avec un collègue », qui sont deux éléments différents, mais qui peuvent être mélangés pour optimiser l'interaction, par exemple.

Vous avez le droit de dire « non »

Beaucoup de gens prennent le mot « assertif » pour la qualité d'une personne qui, en proposant un modèle positif, dit toujours « oui ». Quelqu'un pourrait même vous convaincre d' « être plus assertif ! » juste pour vous convaincre de dire « oui » à un projet qui vous est proposé, et que vous n'êtes pas convaincu de vouloir suivre.

Nous le disions tout à l'heure à propos des piliers de l'assertivité. Pour défendre votre identité et votre bien-être personnel, il ne suffira pas d'être accommodants et diplomatiques, mais il faudra aussi comprendre comment et quand s'y opposer. Souvent, dire « oui » et accepter des conditions désavantageuses semble être le « moindre mal », mais avec le temps la situation se retourne contre et nous voudrions remonter le temps pour pouvoir faire passer son bien-être avant la peur de « décevoir » un interlocuteur qui, peut-être n'a aucune idée de ce que nous voulons vraiment.

Je dis ceci, parce que, au dehors, il y a une école de pensée de jeunes « managers », qui ne méritent même pas d'être définis comme tels, convaincus que la connaissance des techniques, que je vais vous présenter pour la communication dans le prochain chapitre, soient un laissez-passer pour la manipulation active du prochain, afin d'induire une étrange et désagréable sensation dans la « proie » visée.

J'utilise la terminologie de chasse parce que c'est ce qui leur est enseigné dans les cours de marketing agressif. Ils seraient des « prédateurs » et vous, client possible, vous êtes la proie. Les petits requins de la finance et les vendeurs sans scrupules n'hésitent pas à vous faire sentir coupable, alléguant qu'ils « font juste leur travail » quand ils se présentent à l'interphone comme « la facture d'électricité », avec un langage confusionnel parfaitement étudié pour faire ouvrir la porte par les personnes âgées, et ils n'acceptent pas un simple « non » comme réponse. Ou bien encore comme quand l'opérateur téléphonique attaque avec son discours bien étudié d'une bonne minute auquel nous réussissons à ne répondre seulement par monosyllabes ! Ces gens comptent sur le fait que nous avons été éduqués en tant que personnes civilisées et qu'il nous est difficile de protéger nos intérêts à la fois économiquement et temporellement, contre la publicité non sollicitée et intrusive.

Dans les cours de communication agressive, nous apprenons que ceux qui ne font pas partie de ce cercle restreint de personnes « rusées » à qui il est enseigné des notions spéciales, ne sont qu'une proie naturelle. Et dans une rétrospective obscène des théories darwiniennes, nous sommes encouragés à ne pas avoir de scrupules, car l'important est de vendre.

Une de mes connaissances était fière d'être le « coursier-vendeur » de l'un de ces monstres qui se nomment eux-mêmes « formateurs d'entreprise ». Il ne s'était cependant pas rendu compte qu'il allait lourdement à l'encontre des piliers de l'assertivité, ce que tout le monde devrait défendre. Et le milieu d'élite dans lequel il était placé était toxique... au point qu'ils l'ont convaincu de s'inscrire avec un numéro de TVA, pour gagner deux euros nets de l'heure et travailler dix heures par jour ! Mais il était toujours convaincu d'être plus intelligent que ceux à qui il refilait l'escroquerie de l'entreprise, pour qui il y avait une offre « seulement pour elle, seulement pour aujourd'hui, seulement pour quelques minutes », et cette offre était pratiquement donnée au client potentiel au cri de « ne pas accepter un non comme réponse ! ».

Au bout de trois mois, il a été forcé de démissionner parce qu'il ne pouvait pas relever « les défis de l'entreprise » avec un nombre exorbitant de contrats à conclure, et seulement à ce moment-là, il a admis que l'agressivité dans la communication ne payait pas.

Vous ne blessez personne si vous refusez votre temps précieux à ces cupides parasites de l'entreprise. Vous ne blessez personne si vous dites non à quelqu'un qui veut vous forcer à faire quelque chose qui va à l'encontre de la nature ou qui va à l'encontre de vos intérêts. Toujours dire « oui » n'est pas une aventure, parce que la réalité des faits impose que le « non » soit une des nécessités avec lesquelles équilibrer votre vie.

Il n'y a pas besoin d'être cruel, agressif ou effrayé face à ceux qui insistent pour un « oui ». La meilleure réponse est certainement votre NON ferme mais calme, yeux sereins, bras sur la poitrine et surtout vitesse de réponse. « Non, merci, je ne suis pas intéressé. » Si la personne en face insiste, n'essayez pas de trouver des excuses ou d'inventer des solutions imaginatives. Ces personnes utilisent aussi ces points pour faire « abandonner » ceux qui leur laissent une fenêtre d'interaction. Plutôt, face à l'insistance, dites « Non merci, j'ai déjà dit que je ne suis pas intéressé. » Et s'il y a encore une forme de résistance à ce stade, par exemple dans une demande d'explication, rappelez-vous que vous n'avez pas à donner d'explication. « Désolé, je dois y aller. »

Ces trois phrases successives sont l'A-B-C de la défense contre qui fond sur sa « proie », sur la timidité d'autrui.

En résumé, pour toutes les occasions, rappelez-vous que

« NON » ne veut pas dire « Vous devez me convaincre ».

CHAPITRE 3
LA COMMUNICATION ET LE CORPS

Nous avons dit auparavant qu'un trait caractéristique des grands primates, y compris l'Homo sapiens, est celui de savoir communiquer des messages, sous forme de gestes qui contiennent différents niveaux interprétatifs, ainsi que la capacité de comprendre l'individualité des communiants.

Seul l'homme, cependant, a développé un appareil phonétique capable d'élaborer les mots, élément pivot de notre communication, unité minimale du discours, qui, dans sa transposition en langage écrit, nous a permis de créer la mémoire partagée de la civilisation moderne.

La communication non verbale

C'est une notion que nous partageons depuis longtemps, celle selon laquelle dans un discours, il y a trois niveaux :

- le niveau non verbal, qui consiste en caractéristiques physiques et éléments principalement visuels, le paraverbal, où il y a les éléments auditifs comme le volume et la prononciation des phonèmes

- et enfin le niveau verbal à proprement dit, où nous trouvons la signification pure de l'énoncé, qui représente cependant moins de vingt pour cent de la communication totale

- le reste, pour plus de 50 %, est confié à la communication non verbale.

Pour l'interlocuteur, c'est presque mal de le dire, il aime plus la façon dont nous

nous présentons que ce que nous disons. Ce n'est ni un symptôme d'immaturité ni de frivolité. En effet, normalement dans la vie de tous les jours, il nous arrive rarement de devoir opter pour un réel approfondissement sémantique sur ce qui est proposé dans une discussion et, surtout avec les inconnus, le véhicule qui nous porte le message est aussi important que le point central de la parole elle-même.

La main et le visage sont des points extrêmement innervés du corps qui, non par hasard, partagent aussi des expressions que l'individu voudrait garder pour lui, c'est-à-dire indiquant les vraies intentions qui sous-tendent la conscience. S'il y a une impulsion « contraire » à la volonté, par exemple lorsque la personne se sent obligée de dire quelque chose en laquelle elle ne croit pas, nous avons l'impulsion neurologique, qui de l'amygdale s'exprime dans le cortex et une très courte impulsion nerveuse de défense qui « trahit » les vrais sentiments de l'individu.

La gestuelle manuelle

Il y a beaucoup de gestes que nous utilisons dans l'intercalaire physique et dans le monde entier, il y a des gestes qui indiquent des sous-entendus spécifiques et qui, parfois, sont le résultat de malentendus même grotesques. Ainsi, le pouce vers le haut en Occident est universellement reconnu comme le signe pour dire « Super ! » ou même « bien », tandis que dans le Sud-Est asiatique, il est utilisé pour suggérer une obscénité dans le but d'insulter.

Ce qui est intéressant, c'est que c'est la main, qui fait partie des stimuli tactiles et premier élément physique apte à expérimenter le monde extérieur en « palpant » ce qui se trouve autour, qui répond aux besoins de la conscience pour « dire sa pensée ».

Peu importe ce que dit la voix, souvent, si ce n'est pas ce qu'il pense, la personne se trahira par un geste. Voyons quels sont les principaux mouvements de la main qui peuvent révéler les vraies intentions de celui qui nous parle…

Si un trait de la personnalité parentale agressive et oppressive émerge, celui-ci se manifestera probablement aussi par l'expression d'un geste composé d'un poing fermé à l'exception faite de l'index pointé vers le haut en signe autoritaire, comme à dire « tu dois faire ainsi ! », pointé vers le bas pour imposer d'obéir à l'instant ou pointé vers la personne de manière menaçante.

Se toucher le visage a plusieurs significations : parfois, nous nous couvrons un organe de sens ou de verbalisation comme les yeux, les oreilles ou la bouche pour ne pas révéler quelque chose ou parce que nous craignons ce que nous disons ou pensons. Le message est « tu penserais du mal de moi si je parlais » « je ne veux pas voir comment cette discussion se termine », « je ne peux pas en entendre plus à ce sujet ».

Une attention particulière devrait être accordée au geste de se toucher le nez. Les narines possèdent du matériel érectile qui s'irrite lorsque nous sommes mal à l'aise. Le nez démange quand nous disons des mensonges, c'est pourquoi Collodi et la culture populaire inséraient parmi les signes manifestes du mensonge le « nez allongé ». Attention, bien sûr, à ne pas mal interpréter une rhinite allergique pour le complexe du menteur pathologique !

Une main serrée fermement au poing est une expression d'énergie violente qui peut signifier une menace si la main fermée est agitée en direction de l'interlocuteur, tenue en arrière au niveau du bassin pour exprimer de « se retenir » comme si quelqu'un tenait ses poignets vers l'arrière, tandis qu' il exprime de la joie comme lors d'un objectif réussi si les doigts du poing sont tournés vers l'exécuteur du geste qui « tire » à lui le membre de haut en bas ou pointe vers le ciel.

La main qui frotte la barbe ou le menton marque l'intérêt, mais il est simulé s'il y a une fixité dans le regard et si c'est trop « flagrant », comme pour dire

« j'écoute, mais je pense à autre chose ». Peut-être que la personne essaie déjà d'amener votre discours à un certain point qu'elle avait l'intention d'aborder.

La paume ouverte peut indiquer une défense et une tentative de « fuite » du discours si le bras est étendu vers l'interlocuteur, les doigts vers le haut, tandis que le bras détendu souligne et scande les points en discussion. La paume vers le haut montre l'innocence de sa propre pensée et les paumes tournées vers l'interlocuteur, mais portées près du visage ou du corps, sont un signe de reddition.

Le doigt qui touche les lèvres fait référence au contact avec les muqueuses et est parfois un signe voilé d'entente sexuelle.

Toucher les cheveux, tapoter les articulations, chercher quelque chose dans la poche peuvent tous être des signes de nervosité. La personne craint peut-être que nous parlions de quelque chose dont elle ne veut pas parler.

Les doigts entrelacés entre eux montrent habituellement de la détente et de l'intérêt, en particulier avec le dos légèrement en arrière, tandis que si la personne « s'enlace », cela veut dire qu'elle se roule en boule à ce qui lui est dit et refuse la comparaison, sauf si elle est fatiguée.

Je me souviens qu'au Brésil, lorsque quelqu'un de plus âgé parlait, tenir les bras croisés était considéré comme un signe peu respectueux.

La gestuelle des yeux

Les yeux sont le « miroir de l'âme », mais c'est la musculature qui se trouve autour qui va indiquer le degré de sincérité et d'implication.

- Les rides d'expression autour des yeux, par exemple, révèlent que le sourire que nous voyons est sincère, alors qu'il ne l'est pas si les yeux ne changent pas d'expression.

- La pupille révèle même si la personne est excitée ou effrayée, si elle se dilate sans autre raison que le scénario dont vous parlez, par exemple un changement de lumière ou un bruit.
- Si le regard vient d'une posture qui porte en avant le coin du front, avec les sourcils qui semblent descendre vers les yeux, la personne réprime la colère et se met en position d'attaque.
- Les sourcils se lèvent par étonnement ou par malaise, en soulignant d'autres conditions observables sur les mains et la bouche.
- Les sourcils froncés entre eux expriment perplexité et concentration.
- Les paupières qui clignent avec trop d'insistance et communiquent trop visiblement le stress et l'inconfort, si elles sont maintenues à la moitié de la ligne visuelle, elles révèlent fatigue et intolérance.

Les yeux ne mentent pas

Il est curieux que certains schémas de coordination du corps cachent des éléments de communication qui dérivent du placement de groupes synaptiques dans l'hémisphère cérébral droit ou dans l'hémisphère gauche. Si nous devons « inventer » une histoire ou si nous nous la « rappelons », nous n'aurons recours qu'à l'un des deux hémisphères et, ce faisant, nous déplacerons le corps, dans ce cas, les yeux, en montrant si nous élaborons ou si nous retravaillons nos paroles.

Si le regard se déplace vers la droite, cela signifie que la personne ment ou invente parce qu'elle utilise la partie consacrée à l'imagination et à la créativité.

Quand il utilise la partie analytique et mnémonique, il regarde vers la gauche.

Demandez à quelqu'un, qui peut vous aider à vous entraîner, à se souvenir d'un son particulier, son plat préféré, où il est allé en vacances la dernière fois et identifiez ses mouvements oculaires.

En revanche, lorsque quelqu'un regarde vers le haut, ceci exprime l'intolérance ou la difficulté mnémonique authentique, cela ne peut durer qu'un instant, mais cela indique une forme de stress dû à la demande.

Si, au contraire, la personne regarde en bas, elle évite le dialogue, tandis qu'en haut elle regarde avec insistance vers une voie de fuite comme une porte ou une fenêtre, elle manifeste de l'inconfort.

Bouche et lèvres

« Ce qui ne sort pas de la bouche » reste à « fleur de lèvres ». Nous avons déjà dit qu'un sourire peut ne pas être sincère si les yeux ne participent pas au geste et comment un doigt sur les lèvres peut indiquer la nécessité de « se boucher la bouche ».

Ce que nous pouvons ajouter, c'est que les lèvres se contractent de peur d'exprimer une émotion, peut-être parce que nous ressentons du dégoût et que nous ne voudrions pas « goûter » ce qui est proposé, alors qu'elles restent ouvertes à l'étonnement.

Les primates expriment la joie en montrant les dents, ce qui peut confondre d'autres espèces, alors que si la mâchoire s'enclenche en avant, il montre le geste de la morsure et c'est alors une menace, surtout si elle est accompagnée d'autres gestes, y compris l'absence de rides d'expression oculaire.

Un sourire asymétrique dénonce la gêne ou l'inconfort, tandis que les lèvres qui se rétractent vers l'intérieur de la bouche montrent l'embarras et la nécessité de garder quelque chose à l'intérieur.

La posture

Il est intéressant de savoir que, par exemple, il y a un type de mal de dos psychosomatique qui, selon les profileurs du FBI chargés d'étudier le comportement criminel, charge de douleur ceux qui « tiennent des poids », comme les informateurs et les espions. Cela ne veut pas dire qu'un parent âgé est en réalité un tueur à gages de la mafia. Le mal de dos ou l'impossibilité de se tenir droit ne sont pas forcément des indices d'un mauvais comportement, mais en l'absence de douleurs chroniques qui peuvent fausser la posture, vous pouvez reconnaître quelques données intéressantes.

Une posture « fermée », avec les épaules qui tendent vers l'avant, marque la personne avec une faible estime de soi.

Ceux qui, au contraire, se trouvent souvent en position de se tordre montrent qu'ils se trouvent dans une situation « inconfortable ».

Si le corps regarde complètement vers l'interlocuteur, c'est généralement un bon signe, tout comme le fait de se placer en parallèle face au même point comme le feraient deux personnes marchant côte à côte. Le corps tourné vers une autre direction montre indifférence ou au moins la volonté de « laisser derrière vous » la personne à qui vous parlez.

Les pieds

« Jambes sur l'épaule » ou « Les jambes à son cou » sont des expressions que je n'ai jamais aimées, mais elles indiquent bien la volonté de s'éloigner. Ceux qui bougent leurs pieds frénétiquement ont du mal à rester là où ils se sentent obligés d'y être. Lorsque les pieds sont parallèles, mais serrés, la personne montre la fermeture, tandis qu'elle est détendue si ceux-ci sont pointés à « dix heures dix » et légèrement écartés.

Proxémique et distance de communication

L'étude de comment nous nous déplaçons avec le corps et comment ces mouvements parlent de nous est nommée « proxémique ». À la base de cette branche des études psychologiques et comportementales, il y a l'hypothèse selon laquelle nous sommes amenés à bouger le corps de façon non pas aléatoire, mais conditionnée par certaines préférences.

Par exemple, s'il y a une salle avec quelques personnes assises dans des fauteuils, nous choisirons probablement un siège libre le plus éloigné possible de tous les autres « pour ne pas interférer » avec eux et ne pas être intrusifs. Si nous devons choisir un siège libre, et s'il y en a peu, nous choisirons celui proche de la personne qui nous semblerait moins problématique et plus familier. Une jeune femme mariée pourrait être plus à l'aise de s'asseoir à côté d'une femme âgée, tandis qu'une fille célibataire pourrait vouloir s'asseoir à côté d'un garçon de son âge, comme à côté de quelqu'un d'autre.[3]

En général, nous nous soucions beaucoup de notre espace vital et il a été calculé qu'avec les étrangers, nous nous sentons à l'aise tant que ceux-ci restent à une distance de trois à quatre mètres. Si, pendant que nous marchons nous sentons la présence de quelqu'un derrière nous, nous sommes très contrariés de ne pas pouvoir voir qui il est et à quelle distance il est parce qu'il « interfère » avec notre espace.

Les connaissances et les gens avec qui nous avons affaire, pour des raisons professionnelles, ou avec les employés d'un bureau où nous avons dû aller, restent à une distance de deux à trois mètres, tandis que les parents et les amis restent entre un mètre et deux mètres de nous lorsque nous nous asseyons ou quand nous marchons. Seuls le partenaire, les enfants et très peu d'autres personnes entrent en contact direct, par exemple en nous tenant la main quand nous marchons.

Toucher les autres est généralement considéré comme peu éduqué et déconseillé dans la grande majorité des cultures du monde.

Cependant, il y a des gestes qui sont des signes de recherche d'entente comme

---

[3] Ce n'est pas une considération personnelle : c'est précisément la manière dont certains comportements individuels sont dictés par des circonstances sociales qui se reflètent également dans les petits gestes.

lorsqu'une personne nous touche le bras ou l'épaule comme pour s'assurer que nous l'écoutons vraiment, même si elle ne devrait pas le faire, ou comme quand nous remarquons une peluche ou un pli sur la robe d'autrui et enlevons cette « interférence ». En réalité, nous manifestons notre intention de ne pas avoir d'obstacles communicatifs avec cette personne, mais un tel geste peut être une recherche de confiance parfois dictée par le fait que nous sommes intimidés.

Les couleurs racontent les émotions

Il est plutôt rare que vous choisissiez une couleur pour communiquer, mais il peut arriver que cet élément non verbal fasse partie d'un texte que vous écrivez, par exemple, ou que vous choisissiez un détail du vêtement ou de l'environnement pour suggérer un certain message.

Au contraire, ceci est justement le métier des graphistes visuels et des préposés à la création des vitrines des grandes marques qui gagnent ardemment grâce à la connaissance des réactions émotionnelles dues au stimulus visuel chromatique. Chaque couleur suscite des émotions différentes et n'est pas utilisée au hasard.

Rouge

Il attire la passion, le danger, l'énergie difficile à manipuler. La couleur sanguine, la Ferrari qui court, le rouge à lèvres qui souligne la sensualité des lèvres, des feux de stop et d'avertissement, du vin et de la viande. Ce n'est pas un hasard si, dans de nombreux films, la protagoniste porte cette couleur dans certaines scènes.

Orange

Énergie vive, couleur jeune qui est choisie par de nombreuses marques pour exprimer un langage « tendance ». Couleur estivale, gaie et insouciante de jus d'orange et de cocktails, de ballons sur le sable, du soleil brûlant.

Jaune

Couleur de l'or et de l'abondance, elle se trouve par exemple dans les marques de restauration et rappelle la couleur de la lumière chaude et de la flamme, vitalité, mais aussi couleur de l'argent et des affaires.

Vert

Couleur relaxante utilisée pour les entreprises « Bio » et « green », indique le lien avec la nature et les plantes, la santé et les soins de soi.

Bleu

Deuxième couleur apaisante, il évoque la mer, le ciel, les grandes vues panoramiques où l'œil se perd, il est également utilisé à l'hôpital comme tonalité pour apaiser et est signe d'autorité et de sérieux, comme dans les marques d'assurance, bancaires et dans les costumes plus classiques des « col blanc » de la finance.

Violet

Couleur féminine, liée à des sensations magiques, utilisée par les marques de cosmétiques pour souligner l'idée de muter.

Blanc

Pureté, absence d'éléments perturbateurs, c'est le lait qui nourrit les petits et la neige qui tombe silencieusement, la farine avec laquelle faire le pain, la robe immaculée qui donne un sentiment de sacralité aux grands événements.

Noir

La couleur du luxe et de la sobriété, sérieuse mais sensuelle, souligne les autres en ajoutant sérieux et maturité au contexte.

Rose

Enfance, innocence, féminité, mais aussi infantilisme manifeste, jeu.

Marron

Sobriété. La couleur des vêtements de campagne, de la terre et du bois, du travail dans les champs et de la fatigue.

Le langage paraverbal

« Comment » nous donnons un message est plus important que le… « ce que » nous communiquons. Trente pour cent de ce qui est reçu passe par le domaine du langage paraverbal et nous y trouvons des éléments étudiés par la linguistique et la phonétique. À moins que notre interlocuteur ne souffre d'une certaine condition qui rend plus difficile pour lui de parler, en raison, par exemple, de traumatismes de l'appareil pharyngé et du larynx ou de la bouche et des dents, il sera bon de tenir compte de la raison pour laquelle il parle d'une certaine manière.

Ton

Il y a d'innombrables façons de moduler la voix, mais en général, nous pouvons comprendre quand une personne utilise un ton fort ou doux. Entre ces deux tons, il y a une grande quantité de nuances qui sont peintes par la façon dont les syllabes sonnent profondes, avec un ton chaud et bas, ou aigu, grinçant et agité.

Généralement, nous réagissons mieux au ton bas et profond qui a un effet calmant sur notre système nerveux. En revanche, l'attitude hystérique et stridente des notes aiguës est même nuisible parce qu'elle rappelle un son d'alarme, comme celui utilisé par exemple par les enfants pour attirer l'attention sur eux et, pas par hasard, les sirènes des moyens de secours sont conçues pour être reconnaissables à grande distance pour indiquer un problème et non pas que tout va bien... De même, le ton aigu de la voix induit une réaction nerveuse négative.

Le ton est également caractérisé par la façon dont nous scandons les syllabes et quand il est trop monocorde et uniforme, il risque d'être ennuyeux, quand il change trop souvent, il a pour effet de faire paraître confus la personne qui dialogue, en exprimant l'insécurité et des changements brusques d'idées.

Lapsus

Ce n'est pas vraiment une partie du champ d'étude du langage paraverbal, mais le lapsus est un intéressant « bug système » du cerveau quand il s'agit de communication.

Il y a le cas intéressant d'une mère qui, interrogée au sujet de sa préoccupation pour son fils militaire, répondit qu'il faisait son service auprès du « 42° Mörder » corps, traduit en « 42° assassins », au lieu du « 42° Mörses » qui veut dire « 42° batterie de mortiers ». Ce qu'elle voulait vraiment dire était sorti de sa bouche et elle s'en était tout de suite repentie, en se corrigeant. Parfois le bégaiement cache des mots que la personne prononce inconsciemment en donnant la version la plus sincère des faits. Pour Freud, le lapsus contenait des messages de l'inconscient, pris entre ses obsessions particulières sur la sexualité et la mort.

Aujourd'hui, nous sommes moins enclins à considérer cette vision « extrémiste » et nous pouvons constater que certains actes d'embrouillage linguistique mécanique participent à l'ensemble de la communication personnelle au même titre que les gestes des mains et expressions du visage. À moins de souffrir du syndrome de Tourette, dans lequel de multiples tics nerveux souvent accompagnés de verbalisation obsessionnelle compulsive de termes composant la symptomatologie de cette pathologie neurologique, les « gestes linguistiques » observables dans les lapsus indiquent souvent les intentions réelles et les préférences de l'individu qui, dans le cas où il devrait les cacher pour commodité ou plus souvent par convention sociale, prononcera à mi-voix des mots qui sonneront comme de vrais indices.

Volume de voix

Il est évident que le volume de voix souligne les qualités de l'énoncé, mais le fait est remarquable qu'une personne incertaine pourrait avoir un faible volume de voix, même lorsqu'il dit quelque chose d'exact et de pertinent. Tandis qu'une personne avec une personnalité particulièrement grincheuse et agressive pourrait élever la voix sans aucun besoin réel même quand nous parlons de tout et de rien.

Ce à quoi vous pouvez être prudent est bien le changement de ce volume au cours d'une conversation, qui peut également révéler un changement d'humeur et de la capacité à communiquer. Rappelez-vous que nous ne crions pas quand nous ne sommes pas d'accord, mais la plupart du temps nous crions quand nous craignons de ne pas être compris. La frustration, pour beaucoup d'individus, engendre plus de colère que des insultes.

Vitesse de prononciation

Même la vitesse avec laquelle une personne vocalise les syllabes de son énoncé fait comprendre son degré de sécurité et sa capacité à se sentir à l'aise dans une communication.

Celui qui a « hâte » et veut passer à un autre sujet ou se retirer sans avoir à parler le démontre par la façon dont il émet ses phrases. Nous pouvons observer sa respiration et remarquer que, probablement, celui qui est agité a tendance à aller en apnée après avoir inspiré en soulevant les épaules et en ouvrant grand les yeux, avec un geste qui trahit la hâte, puis déclarer les mots et les phrases ensemble.

Le ton bas accompagne souvent une vitesse de dialogue lente et rassurante, avec des mots bien scandés un par un. Mais attention, parfois, un ton menaçant énumère les syllabes lentement, mais de manière mécanique et en quelques clics avec des pauses qui semblent contre nature.

Dialecte et idiolecte

Les expressions argotiques typiques d'une zone donnée peuvent être une arme à double tranchant. Les expressions et les mots propres à une certaine souche linguistique, facilement localisable et qui renvoient parfois à des comportements ironiquement reconnus par des stéréotypes, créent de la proximité et de la communauté avec ceux qui en sont familiers, mais ne faisons pas l'erreur de les considérer comme universelles. Pour beaucoup de personnes, cela les dérange de ne pas saisir les nuances expressives des autres et, surtout dans les occasions formelles, il faut toujours éviter l'utilisation d'une communication typique d'une zone géographique déterminée... À moins que vous ne soyez en train d'avoir une conversation avec seulement des membres de ce groupe social linguistique, des spécialistes de la linguistique, des anthropologues et des sémiologues intéressés par les particularités expressives de ce groupe.

Je ne le dirai jamais assez dans les cours de communication assertive. La clarté du contenu du langage passe aussi par la forme et ces formes régionales ne permettent pas d'atteindre cet objectif.

Après avoir clarifié ce point, c'est-à-dire l'assertivité selon laquelle nous sommes responsables des choix linguistiques et qu'il nous appartient donc de rechercher un registre le plus commun possible, nous explorons la notion de « idiolecte ».

Avec « idiolecte », nous pouvons définir l'ensemble des expressions argotiques, dialectales, mais aussi typiques de la génération de l'interlocuteur et même des zones très circonscrites comme un quartier ou une souche familiale qui déterminent l'empreinte personnelle linguistique de l'individu.

Si vous connaissez certains de ces éléments, vous pouvez rapidement indiquer le lieu d'origine de quelqu'un, même quand vous n'entendez pas l'accent ou vous n'êtes pas sûr de sa prononciation, et utiliser ces petits éléments pour commencer à instiller de la sympathie.

Le langage paraverbal écrit

Comme nous l'avons vu dans la liste des couleurs et de leurs réactions, il y a aussi des éléments paraverbaux et non verbaux dans le langage écrit. Ce que je suggère d'examiner attentivement, c'est l'utilisation correcte de la ponctuation, sans se laisser aller à des exubérances comme l'abus de points de suspension, trop de points d'exclamation et, en revanche, l'utilisation du « caps lock » avec des textes en majuscules, qui semblent crier, ou sans une virgule sur toute la page, un manquement qui oblige le lecteur à lire « tout d'un souffle » , ou « tout d'un trait » et souvent à se perdre dans la recherche de comprendre les subordonnées. La ponctuation doit sonner comme la respiration qui intermède un discours bien calibré et est constitué de phrases courtes et qui remplissent leur fonction communicative.

Les émojis et les émoticônes

Ce qui prouve qu'en tant qu'êtres humains, nous avons besoin d'autant d'indications de contexte que possible et que, pour les avoir, nous utilisons le langage paraverbal et non verbal, la diffusion du phénomène du « chat » et de l'utilisation d'applications pour téléphones portables pour les messages écrits, du SMS à WhatsApp, a été accompagné par le nombre croissant d'éléments visuels avec lesquels souligner une émotion que vous voulez transmettre.

Les émoticônes, ou émojis, sont des petits visages avec lesquels nous pouvons afficher virtuellement notre propre expression physique, et pour plus de support de ces éléments sont arrivés les « Graphic Interchange Format », ou « GIF », petites séquences animées parfois tirées de films, dessins animés ou d'autres citations de la pop-culture.

Ici aussi, le contexte fait tout. Vous n'enverrez jamais à votre patron une émoticône, et normalement dans l'environnement de travail vous pouvez vous limiter à un smiley, un sourire esquissé avec deux points et une parenthèse fermée, résultant en

:), et que désormais les principaux programmes d'écriture transforment en graphiques simples, lorsque vous voulez alléger un texte autrement lourd, mais seulement si le destinataire du courrier est un collègue avec lequel vous êtes suffisamment en confiance.

Dans le doute, vous pouvez penser que les mêmes règles valent plus ou moins que dans le reste des communications avec les gens dans le monde réel. Si vous n'importunez pas un étranger avec un étalage excessif de confiance, vous ne ferez donc pas la même chose avec quelqu'un que vous n'avez rencontré que virtuellement sur les réseaux sociaux.

Exercices de communication non verbale

Il existe différents types d'exercice pour la communication non verbale, dont beaucoup nécessitent l'utilisation d'un observateur externe ou d'un compagnon d'entraînement.

Mais pour commencer, je pense qu'il est préférable d'essayer deux systèmes de base qui vous permettront de comprendre quelles sont les fragilités et les insécurités que vous montrez à votre interlocuteur lorsque vous parlez. Mais cela ne suffirait pas. Si nous nous souvenons de la métaphore de la maison froide, nous savons aussi qu'il ne suffit pas de reconnaître et de se plaindre de la condition qui ne va pas bien, mais d'œuvrer pour qu'elle change et se modifie au mieux.

Les exercices de communication non verbale doivent donc aussi servir à renforcer les faiblesses et à créer confiance et familiarité avec les gestes corrects afin qu'ils deviennent une seconde nature.

Commençons donc par un objet que tout le monde a à la maison et qui vous permettra de vous regarder.

Le miroir

Placez-vous devant un miroir et présentez un argument. Pour les premières fois, ne vous posez aucune limite. L'important est que vous puissiez observer vos comportements avec vos mains, vos pieds, vos yeux, votre bouche et votre dos. Essayez de comprendre ce que vous transmettez lorsque vous parlez et essayez aussi de voir si vous considéreriez un jour ces arguments de cette manière. S'il y a un détail qui « fausse », quelque chose qui ne vous semble pas à sa place, réfléchissez à la façon de le modifier. Le succès de l'exercice n'est pas immédiat, vous vous sentirez probablement mal au début et vous penserez que cela semble absurde, mais, s'il vous plaît, insistez ! Comme le dit un proverbe anglais, « fake it 'till you make it » qui peut se traduire par « faites semblant jusqu'à ce que vous y arriviez ».

L'enregistrement vidéo

Une fois les capacités de gestion des gestes améliorées, essayez d'aller plus avant sans vous observer constamment. Pour ce faire, vous pouvez utiliser une caméra comme celle de votre téléphone. Vous pouvez prétendre que le téléphone est votre interlocuteur ou vous pouvez vous filmer sous un autre angle, par exemple aux troisquarts, pendant que vous pointez un objet fixe devant vous comme substitut d'interlocuteur vers lequel accorder l'attention, la posture et le regard. Regardez l'enregistrement et voyez s'il y a des gestes que vous pourriez faire mieux. En vous regardant vous pourriez peut-être avoir une drôle de sensation, mais ne vous inquiétez pas. Effectivement, tout le monde trouve « bizarre » le son de sa propre voix parce que nous ne sommes pas habitués à l'entendre de l'extérieur.

Exercice « muet » en couple

Nous utilisons maintenant l'aide d'une connaissance avec laquelle nous sommes suffisamment en confiance pour pouvoir lui demander de nous accompagner dans cet exercice.

Placez-vous l'un en face de l'autre et décidez d'une émotion à explorer avec un dialogue muet dans lequel ne pas prononcer de mot, mais mimer seulement avec la bouche les mots. Pour le reste, la personne qui doit mettre en scène cette émotion doit aussi donner une motivation à ce qu'elle ressent, par exemple, elle peut être en colère contre son interlocuteur, mais cela peut se croiser avec d'autres sentiments comme la tristesse ou l'agressivité. L'expression doit être aussi courte que possible. L'autre devra deviner quelles émotions courent sur le visage et le corps du « mime ».

Autre exercice similaire. Placez un certain nombre d'éléments, par exemple une galerie de photos contenant différents visages, aliments, paysages, mais aussi des objets tels que la perceuse d'un dentiste ou un professeur sévère. Alors que l'un doit rester le plus souvent impassible, l'autre doit capter les micro-expressions. Soyez honnêtes et sincères, car si votre réaction, même brève ou minimale, est interceptée, n'hésitez pas à dire ce que vous ressentez et pourquoi.

Exercices de communication paraverbale

Pour cette section, la seule chose à la portée de tout le monde, comme l'exercice de l'enregistrement vidéo, est le simple enregistrement de sa propre voix à travers un téléphone ou un autre instrument. Essayez de lire un discours que vous devez tenir, un dialogue que vous pensez devoir affronter tôt ou tard, et essayez de comprendre quand votre diction trébuche, ou dans les constructions de l'idiolecte ou dans les ondulations qui dénoncent une certaine insécurité.

Épelez les syllabes à voix haute et modulez le volume en contrôlant la vitesse et la puissance de la voix.

Écoutez à nouveau, conscients de l'effet bizarre d'entendre votre propre voix et prenez note des mots les plus problématiques, en essayant de comprendre si vous avez un problème réel avec la prononciation de certaines syllabes ou si c'est leur signification qui vous fait trébucher.

CHAPITRE 4
PROGRAMMER L'ESPRIT POUR LA COMMUNICATION

À ce stade, nous pouvons mettre en œuvre des stratégies pratiques qui aident à planifier les communications futures de manière à ne pas perdre une seule occasion d'être assertif.

Programmation Neuro Linguistique

Dans tout ce manuel, à côté des théories et de la volonté d'Andrew Salter, se poursuivent différentes théories de disciplines de divers types, des sciences sociales aux sciences de la communication, de la psychanalyse freudienne à la psychologie transactionnelle. Mais sur l'aspect le plus pragmatique, nous avons beaucoup considéré l'appareil mis en place par la Programmation Neuro-Linguistique, dite par simplicité PNL.

La PNL naît de la volonté de rendre les processus d'élaboration psychanalytique plus à la portée du public et d'accroître l'intérêt de la masse pour un nouveau type de langage qui influence activement les parcours neurologiques de l'individu selon les mots que celui-ci utilise avec plus de facilité.

Quand nous parlions de « dialogue intérieur » comme moyen d'explorer rapidement le paysage émotionnel intérieur, nous allions déjà dans la direction décrite par cette discipline.

La vérité est que nous sommes ce que nous disons, et que si nous utilisons un dialogue, interne et externe, excessivement dur ou inconsidéré, nous serons victimes nous-mêmes de nos propres paroles.

Si nous considérons l'équité, la clarté de la communication, l'égalité, le respect de soi et la résilience, c'est-à-dire si nous considérons les piliers de l'assertivité comme des objectifs à portée de main, non seulement nous exprimons mieux ce que nous devons communiquer, mais nous obtenons, par réflexe, une construction plus solide de notre moi pensant et nous obtenons le meilleur des trois disciplines traditionnelles qui se sont engagées à améliorer la qualité de la vie de l'homme : assertivité de Salter, Psychanalyse de Freud et PNL de Bandler.

Ancrage

L'un des moyens les plus efficaces et les plus solides d'améliorer votre capacité assertive est de vous convaincre que c'est faisable.

Richard Bandler, l'un des plus formidables communicateurs, coach mental et formateur, qui travaillent en permanence dans le cadre de la PNL, est convaincu que nous pouvons changer radicalement l'image de soi, ou du moins une partie de celle-ci, pour remplacer les éléments défectueux par une nouvelle série de facteurs fonctionnels. Pour ce faire, il faut « ancrer » fermement une image, même virtuelle, et l'afficher sur commande.

Il ne suffit pas de dire « je veux changer », ni d'identifier ce que vous voulez obtenir ou ce que vous voulez éliminer. Ce sont les éléments de base à partir de laquelle commencer, mais le changement nécessite vraiment un effort conscient et bien ciblé. Ne vous inquiétez pas, cet effort est faisable et donne des résultats.

Pour vous ancrer à une condition positive, effectuez l'**exercice** suivant, de préférence une fois par jour, pendant une période variant entre une semaine et un mois au moins, mais si cela vous fait vous sentir bien, pourquoi ne pas le faire quotidiennement comme une technique pour mieux affronter la journée ou pour la clôturer en beauté ?

Fermez les yeux et visualisez l'image positive de vous-même, qui émerge victorieuse d'une situation quelconque. Ce peut être un moment important de votre expérience passée comme une récompense qui vous a été accordée, ou la fois où vous avez obtenu quelque chose que vous vouliez tant et pour laquelle vous vous êtes engagé. L'important est de se rappeler un moment de satisfaction pleine et de joie. Vous pouvez également augmenter ce sentiment en ajoutant une image de vous qui a atteint un objectif important que vous vous êtes fixé. Maintenant, pensez à utiliser un filtre d'image et à rendre la couleur plus vive, zoomez sur la taille de cette image heureuse, ajoutez un son qui vous a plu, comme des applaudissements ou des encouragements. Souriez si vous ne le faites pas déjà et imaginez que vous incorporez cette « photo » de vous dans un objet. Il peut s'agir d'un mot qui, à partir de ce moment, deviendra votre mot « magique », ou d'un objet physique que vous pourrez porter dans la poche ou votre sac et que vous pourrez toucher pour reprendre contact avec votre image gagnante.

Ceci est l'ancrage et vous pourrez l'exercer dans différentes situations où vous avez besoin de croire que vous pourrez répondre de manière assertive et défendre vos intérêts et votre droit à aller bien.

Les types communicatifs et l'effet miroir

Il y a une forme de réflexe psychosomatique continu qui conduit le corps à interagir avec les mots et les significations exprimés librement ou tenus cachés par l'interlocuteur. Tout comme nous l'avons vu pour la communication non verbale, il y a des éléments « physiques » dans la communication verbale qui peuvent nous permettre de tirer des informations utiles avec lesquelles créer un « effet miroir », c'est-à-dire susciter de la sympathie et refléter des préférences linguistiques qui facilitent le processus d'interaction.

Si vous utilisez l'écoute active et prenez note mentalement de certains systèmes de catalogage des verbes, par exemple ceux liés aux sens, vous remarquerez que l'interlocuteur a un champ sensoriel de prédilection et qu'il ne sait probablement pas non plus qu'il a une telle propension.

Selon une étude, vingt pour cent de la population serait auditive, vingt-cinq pour cent kinesthésiques et cinquante-cinq autres visuels. Nous allons découvrir ce que tout cela implique.

Personnalité auditive

Ce sont ces gens qui se concentrent sur les bruits, les sons, les notes musicales, et il arrive que ceux-ci soient une source de distraction pour eux. Ils utilisent plus souvent les verbes relatifs à ce domaine sensoriel comme « sonner », « chanter », « crier », « dire » surtout au sens figuré, donc un certain indice, du genre « me semble faux », « le moteur chante comme un rossignol », « son comportement est un cri d'aide », « ce document dit clairement que… ».

Des personnes, pour la plupart introverties tiennent à leur propre espace personnel, regardent horizontalement, à hauteur des oreilles, comme pour chercher la source des sons, tout en se souvenant ou en inventant un fait ; s'ils vous présentent légèrement le profil ou inclinent la tête, ce n'est pas par manque d'intérêt, mais parce qu'ils utilisent plus volontiers l'ouïe comme sens exploratoire et c'est avec cela qu'ils vous prêtent le plus d'attention.

Personnalité visuelle

La mémoire et les idées sont liées au monde visuel pour ces personnes qui ont une plus grande prédisposition à « s'empêtrer » dans le discours car, en essayant de suivre la vitesse de leurs images, ils ne parviennent pas à « nous suivre avec les mots ». Ils respirent vite et parlent encore plus vite, mais ce n'est pas forcément un signe d'anxiété sociale.

Ils suivent avec le regard leurs pensées et regardent en diagonale en haut à droite quand ils mentent sur une image à évoquer, ou à gauche quand ils la rappellent effectivement. Ils utilisent beaucoup de verbes et de manières de dire, liés à l'œil et à la vision comme « on voit à l'œil nu que vous êtes un bon garçon », « je n'y vois plus de la faim ! » « Je suis si heureuse que j'en pleurerais », « J'ai l'œil plus grand que l'estomac », etc.

Personnalité synesthésie

Nous sommes confrontés à des personnes qui ont besoin d'un contact physique, ce qui les rend parmi les plus expansifs et extravertis, ils cherchent donc souvent avec leurs doigts la confrontation ou la communication avec l'interlocuteur, bien que, surtout pour ceux qui sont les mieux éduqués, ils ne touchent pas nécessairement la personne à qui ils parlent.

La connexion avec le sens du toucher, mais aussi de l'odorat et du goût, les ancrent dans le monde matériel et s'ils doivent se concentrer pour inventer une histoire avec des détails sensoriels ou s'ils doivent se rappeler des souvenirs, ils regardent en diagonale vers le bas, à droite pour les inventions et à gauche pour les mémoires. Ils utilisent des verbes et des expressions liées à leur monde sensoriel, donc « toute cette histoire sent mauvais » si quelque chose ne les convainc pas, « ta présence me réchauffe », « c'est une personnalité rugueuse et anguleuse ».

Exercice de mise en miroir

Cet exercice peut sembler simple, mais nécessite de la concentration et de la promptitude d'esprit.

Tout d'abord, placez-vous face à l'interlocuteur et, en utilisant l'écoute active, saisissez son type sensoriel de référence. Est-ce un visuel, un auditif ou un synesthésique ? Vous pouvez également remarquer qu'une personne peut avoir un type sensoriel quand elle est calme et un autre quand elle est stressée ou que, en regardant vos amis et connaissances, cela peut changer avec le temps.

Faites attention à la façon dont ils se déplacent dans l'espace, parce que c'est aussi un indice relatif au sens dominant.

À ce stade, pensez à tous les verbes sensoriels que vous connaissez et utilisez-les à votre tour pendant que vous lui parlez, à lui, ou à elle.

Il y a de bonnes chances que cette attitude crée un pont communicatif plus solide et qu'un contact sympathique s'établisse entre vous.

Synchronicité motrice, expressive, verbale et sensorielle

Si vous vous souvenez de l'exercice de communication non verbale à faire en couple, vous vous rappellerez le fait que les expressions qu'il fallait interpréter devaient être faites en peu de temps. Les émotions sont parfois assourdies rapidement parce que la personne que nous avons devant nous ne veut pas divulguer trop d'informations, soit parce que cela n'est pas aisé, soit parce que nous ne voulons pas donner tout de suite trop de confiance. Tout ceci est plus que compréhensible et tout naturel.

Ce que nous pouvons faire, à partir du moment où nous remarquons des éléments spécifiques non verbaux, paraverbaux, insérés dans un contexte de type communicatif spécifique, c'est nous aligner et utiliser les neurones miroirs comme un pont pour créer une familiarité avec l'autre.

Attention cependant, car si l'attitude communicative physique de l'interlocuteur n'est pas collaborative, mais montre des signes de nervosité, de fermeture ou d'agressivité, vous pouvez d'abord imiter son « réglage », en restituant son sentiment, pour ensuite le modifier et faire en sorte de trouver un interlocuteur désireux de résoudre au mieux la situation dans les limites accordées par la diplomatie et par le principe de préservation de son propre intérêt et de son propre bien-être.

Modélisation

Parfois, nous voulons agir comme ce « quelqu'un » qui a réussi et qui nous inspire sécurité et confiance.

La vraie question est donc : pourquoi ne le faisons-nous pas ?

Vous serez surpris de savoir qu'en fait, étant donné les études précédentes ci-dessus, vous pouvez activement recréer les modèles de comportement fonctionnels.

Renseignez-vous au maximum sur la personne que vous considérez être un illustre personnage avec succès, dans le domaine qui vous intéresse et essayez de découvrir quelles et combien de choses composent sa singularité, pour les réitérer par la suite dans votre journée.

Si c'est une personne que vous pouvez contacter d'une manière ou d'une autre, elle peut aussi vous répondre et vous donner quelques conseils pour obtenir cette information à partir de laquelle commencer.

J'ai, par exemple, contacté plusieurs auteurs qu'il me tenait à cœur d'interroger sur certaines questions relatives à la communication et ceux-ci, après un temps plus que raisonnable en fonction de leurs engagements, m'ont répondu en me donnant des détails sur leur parcours.

Pendant un temps, donc, lorsque j'ai éprouvé des difficultés, j'ai pensé, « Comment cet auteur réagirait-il ? » « Que répondrait dans cette situation cette personnalité à succès ? ».

C'est un exercice que je vous invite à faire et qui vous donnera certainement des satisfactions.

Concentration

Pour maintenir l'efficacité de ces techniques, nous devons apprendre à penser que c'est à portée de main et nous rappeler comment répéter les exercices quand l'occasion se présente. Mais ce qui est difficile, c'est de « se souvenir de se souvenir ». Se familiariser avec les pratiques nécessite une certaine concentration. Pour décrire cette capacité, nous pouvons la décrire comme la capacité d'un organisme à cibler son attention et ses ressources vers un objectif spécifique unique.

Quel animal peut se concentrer le plus ? À penser en ces termes, nous pouvons opter pour la réflexion selon laquelle ce doit être un animal évolué, avec un cerveau capable de coordonner différentes impulsions dans un seul but, comme celui de chasser.

Tout le monde pense que le lion, roi de la savane, est le meilleur chasseur et que son cerveau est capable de placer chaque impulsion dans une direction... Pourtant, il n'obtient le succès dans ses embuscades qu'entre 20 et 30 % des tentatives. Eh bien, il apparaît que la libellule, beaucoup moins évoluée qu'un mammifère et qui a un cerveau minuscule, est pourtant le meilleur prédateur du monde avec un taux de réussite supérieur à 90 %. Quand il voit une proie, ce chasseur primitif volant utilise quelques neurones pour bouger le corps dans une direction et manger, et il ne fait pratiquement rien d'autre.

Une étude menée sur des jeunes qui font du « freestyle rap », improvisant des rimes sur une base rythmique, a révélé une donnée qui a choqué les chercheurs, qui étaient convaincus de confirmer la thèse opposée à celle qui a révélé leur expérience. Pour être plus concentré, nous devons utiliser le moins de cerveau possible, et seulement un point plus spécifique et isolé à la fois.

Quel rapport avec vous ?

Je vous le dirai bientôt.

Pour vous rappeler que vous pouvez être assertif et que vous avez à votre disposition cette énorme quantité d'informations et de techniques très utiles, vous n'aurez pas à sortir, métaphoriquement « le tout », mais il vous suffira d'un seul geste, l'ancrage ou le dialogue intérieur, pour exprimer ce qui vous est nécessaire.

Avec cette autre notion, je veux vous rassurer sur le fait que, tout comme la libellule capture la mouche presque à chaque fois, vous pourrez vous concentrer sur la communication avec d'excellents résultats.

Storytelling

C'est-à-dire, comment gérer le contenu et comment faire en sorte que le discours des autres n'interfère pas avec votre assertivité.

Nous sommes des animaux sociaux, et nous le sommes aussi parce que, durant des millénaires, nous nous sommes retrouvés en groupes pour échanger des informations et des connaissances à travers des histoires.

L'efficacité d'une bonne histoire est supérieure à celle d'une autre présentant un contenu meilleur, mais raconté de manière pauvre en éléments narratifs. C'est notre défaut en tant qu'espèce, mais il est singulier comment ce « défaut » nous a donné les grandes œuvres de la poésie, du récit, du roman, du cinéma et ainsi de suite. Ne jamais sous-estimer ou estimer ce qu'est une bonne histoire, pensez plutôt à faire en sorte que la vôtre soit la plus intéressante et que les gens veuillent l'entendre.

Storytelling et vérité

Si nous utilisons la métaphore du livre, pour laquelle le langage corporel et la communication paraverbale sont comparables à la couverture, la reliure, la mise en page graphique et la mise en page du texte, nous ne pouvons pas nous empêcher de penser que… le titre, la préface et la première page sont essentiels pour convaincre définitivement la personne de lire ce que l'auteur tenait tant à transmettre.

De même, une fois que nous nous sommes présentés au mieux physiquement, après avoir clairement exprimé qui nous sommes et ce que nous voulons faire, nous devons nous efforcer de comprendre et de faire comprendre ce que nous entendons par là.

Le problème de la communication, tel que nous l'avons esquissé dans l'introduction de ce livre, ne réside pas seulement dans l'énoncé et la capacité de compréhension de l'interlocuteur, mais dans les nuances, souvent superflues, qui se perçoivent au fur et à mesure que nous racontons quelque chose.

Chez certaines populations tribales africaines et amazoniennes, par exemple, il est dit qu'il est bon de se lever immédiatement après avoir raconté un fait afin d'éviter d'avoir à répondre à trop de questions qui peuvent conduire naturellement à des mensonges.

Par « mensonge » ils entendent aussi des hypothèses et des conjectures qui, avec le temps, pourraient se révéler fausses, ou la participation trop personnelle à la narration, ce qui déplacerait le focus de la morale proposée, surtout en cas de légendes, mythes et histoires, vers d'autres éléments de cadre.

Le mensonge est toujours à éviter, non seulement parce que le langage du corps peut nous trahir, mais aussi parce qu'il rend littéralement plus difficile de parler en plus de créer un précédent négatif à notre égard et notre fiabilité disparaît.

Mais attention ! Le mensonge n'est pas seulement l'acte de dire « l'opposé de la vérité ». Le mensonge a de multiples nuances et vous pouvez aller de l'opinion personnelle envers quelqu'un que nous n'aimons pas, par exemple en affirmant que celui-ci « fait mal son travail », même si cela n'est pas objectivement détectable, jusqu'à l'attitude complètement différente consistant à dire que, par exemple, « il vole au travail », objectivement vérifiable et compréhensible pour un code partagé. Mais ce que nous pouvons comprendre, c'est que la personne à qui nous nous opposons « vole au sens large », par exemple, « il vole son salaire parce qu'il travaille mal ». C'est un mensonge ? Si en parlant avec le responsable du travail et que j'omets de dire que la personne ne travaille pas, parce que son absence est justifiée, par exemple pour congé familial ou maladie, techniquement je ne « mens » pas... ou peut-être que oui ?

Il y a aussi l'utilisation de la satire, si quelqu'un me demande, « comment va votre collègue avec qui vous avez des problèmes ? » Je pourrais utiliser le langage non verbal et paraverbal pour souligner à quel point il est mécontent de cette personne et dire avec un ton ironique « oh, vous savez, il n'y a aucun danger qu'il se casse le dos au travail… » Mais peut-être travaille-t-il exactement avec la même intensité et le même dévouement que tout le monde.

Le problème éthique de l'expression n'est pas à sous-estimer car l'opinion personnelle, l'omission de vérité, la « reductio ad absurdum », c'est-à-dire le raisonnement par l'absurde, peuvent influencer notre façon de parler.

Le karma et le lion qui le mange

S'exprimer d'une manière assertive ne veut pas dire s'exprimer de manière conciliante, je l'ai déjà dit à plusieurs reprises, mais ce que je voudrais faire comprendre, c'est le mécanisme par lequel la gentillesse ne paie pas toujours.

Certains mettent même en cause les disciplines orientales yogiques, tantriques, hindoues et bouddhistes et parlent, souvent à outrance, de karma. Le karma ne se résume PAS à « fais de bonnes choses et de bonnes choses t'arriveront ». Le bon karma n'est pas garanti par des actions concernées mais par une bonne disposition d'esprit qui ne nécessite pas d'actions extraordinairement héroïques ou altruistes. Au contraire, le karma positif est celui de ceux qui « décapitent leur ego » pour un bien qui survit à cette vie et à celle des individus.

Le karma, dit de manière simpliste, les savants de la culture orientale ne m'en voudront pas, est la loi de cause à effet pour laquelle faire des choses positives est plus susceptible de produire des choses positives.

Beaucoup de gens, au contraire, se comportent comme si, à force de faire une série d'actions vertueuses intéressées, seraient immunisés contre toute négativité, mais à ce moment-là ils découvrent, malgré eux, que cette conséquence de bonnes actions, en sortie, et en retour n'existe pas. Tant de fois nous entendons dire « j'ai fait tout ce que je pouvais pour être une bonne personne, et maintenant il m'est arrivé ce malheur : je ne le méritais pas ! » Et je mettrais ma main au feu, il ne le méritait peut-être pas, mais il n'empêche que c'est arrivé tout de même.

Ce n'est pas « que à force de faire le bien » je peux me promener tranquillement au milieu d'une meute de lions et de lionnes et penser qu'il ne m'arrivera rien[4]. En ce sens, il est plus que convenable de dire « juste parce que vous ne mangez pas de lion ne veut pas dire que le lion ne vous mangera pas ».

En parlant d'assertivité, je veux vous rappeler que toutes les personnes avec qui vous êtes en contact ne sont pas mentalement équilibrées et que, malheureusement, une certaine quantité de personnes, certaines involontairement, d'autres intentionnellement, essaiera de profiter de la gentillesse que vous pourriez projeter. Ce n'est pas parce que vous êtes juste que tout le monde le sera avec vous. Les

[4] Pourtant, c'est ce que pense un groupe d'extrémistes religieux chrétiens qui, parce qu'ils connaissent la Bible, sont convaincus que les lions ne vont pas les attaquer, sauf à être contredits par les grands félins lorsque ces prédicateurs enragés entrent dans leurs cages dans les zoos…

techniques d'observation active et d'écoute active serviront à comprendre précisément quand il y a une intention « trouble », peu claire dans un interlocuteur.

Malheureusement, tout comme il y a des gens qui manipulent les autres et comptent sur l'équité des autres pour imposer leurs propres règles, il y a aussi des personnalités « borderline », avec un besoin pathologique d'attention, et elles sont disposées à tout pour l'obtenir. Le besoin de manipuler les autres est de plus en plus présent dans une société hautement compétitive et déloyale comme la nôtre, gardez toujours cela à l'esprit quand vous sentez qu'une relation ou qu'une conversation présente quelque chose qui « ne va pas », et ne vous fiez pas seulement à vos bonnes intentions : un criminel, par exemple, va choisir pour victimes les personnes qui lui paraissent « bonnes », moins enclines à réagir, et compte sur le fait que vous ne vous attendez pas à être trompé.

Storytelling et manipulation

Très souvent, notre esprit crée des conjectures et des hypothèses et, pour l'effet de dissonance cognitive, nous nous convainquons que la même théorie que nous avons développée est également corroborée par les données négatives que nous avons recueillies à ce sujet, uniquement parce que nous voulons que ce résultat indique que nous avons plus raison, que nous voulons découvrir la vérité.

Notre monde, avec des modèles éducatifs compétitifs, nous a appris plus à vouloir avoir raison qu'à être raisonnables, et cela se reflète dans la façon dont nous parlons et interprétons la réalité.

Il est parfois très difficile de dire la vérité parce qu'elle est moins attrayante qu'une série de mensonges ou « interprétations personnelles » rassurantes. Le monde gris et compétitif d'où est né le concept d'éducation technique mais « inédit » considère comme ennuyeuse et « trop biaisée » la pure et simple vérité des faits. Si ce n'était pas le cas, nous ne serions pas enclins à croire en de fantastiques théories complotistes, plutôt qu'aux vérités scientifiques déjà alarmantes sur notre monde.

La différence entre les opinions partielles qui semblent se répandre malgré l'absence de fondement et les froides, mais précises, données scientifiques est dans la façon dont nous les racontons.

Le storytelling, en ce sens, n'est pas une compétence liée seulement à la capacité affabulatrice propre du conteur, avant, et de l'écrivain, après, mais plutôt de tous ceux qui, par métier, doivent convaincre le prochain de la véracité d'un énoncé. Dans le film « Thank you for smoking » nous en avons un brillant exemple. Le marketing agressif des grandes multinationales fait un large usage de storytellers qui assaisonnent et souillent la perception du sens commun avec les éléments qui servent à leurs politiques d'entreprise, par exemple en abusant du terme « liberté », pour son usage partiel, et plus utile à faire des affaires qu'à garantir réellement des nobles principes démocratiques.

Raconter une histoire a finalement ce pouvoir. C'est pourquoi, bien qu'ils aient les meilleurs cerveaux et les meilleures données, les associations environnementales peinent à faire comprendre aux gouvernements et aux citoyens la gravité de certaines conditions qui risquent de déboucher sur des désastres comme ceux qui avaient déjà été prédits et qui se sont produits ponctuellement. Leur storytelling a peu d'attrait pour « l'homme ordinaire », plus intéressé par des histoires qui stimulent plus ses sens, que par des calculs complexes inhérents aux molécules et aux écosystèmes.

Maintenant, retour à nous, combien de fois avez-vous utilisé un storytelling défaillant ? Comment pouvez-vous l'améliorer ?

Storytelling et manipulation passive

En tant que responsable de communication, je peux vous dire que dans chaque groupe d'étude dans mes cours suivis, ou dirigés, dans chaque groupe de discussion, dans chaque équipe de travail et de recherche, il y eu au moins un élément qui commençait toujours son intervention de manière irrespectueuse et négative, avec une attitude corporelle qui transmettait des messages non verbaux et paraverbaux qui semblaient construits pour s'autosaboter et avec un choix de vocabulaire et un registre linguistique propres à ceux qui se mettent des bâtons dans les roues.

Interpellées personnellement, ces personnes, souvent, ne comprenaient pas qui, quoi, ou ce qui les gênait depuis toute une vie. Certains, de manière superstitieuse, accusent un destin adverse, mais je vous assure qu'il n'y a pas de « malchance » qui tienne quand nous sommes déterminés à communiquer efficacement.

Commencer par « mon idée est nulle », « de toute façon ce que je vais dire ne plaît à personne » ou « désolé que vous deviez entendre ce que j'ai à dire » n'attire pas les sympathies des autres.

C'est une attitude fortement passive, enfantine et précaire, typique de ceux qui ont été habitués à ne pas viser haut. À croire que le seul sentiment sur lequel ils peuvent compter est la pitié, un vrai cancer dans la communication.

En effet, contrairement à la compassion qui a une orientation commune et implique la participation émotionnelle à un projet, la pitié n'est rien d'autre qu'une tentative faible de manipulation dans laquelle un sujet se pose « un pas en dessous » au niveau des autres pour les contraindre à se faire traîner ensemble. Ceci représentant une charge émotionnelle que les plus « forts », ou perçus comme tels, doivent bouger parce que cela les rendrait dignes de valeur en secourant quelqu'un... qu'il n'avait pas besoin de se laisser entraîner, mais qu'il ne savait pas comment aller de l'avant.

Ces personnes sont celles qui, pour se préparer à un entretien, étudient « un rôle » à jouer et ensuite, face à une question personnelle, elles s'effondrent.

Dans la vie de tous les jours, la manipulation passive est utilisée par toutes les personnes peu sûres qui ont besoin d'entendre dire qu'elles sont belles, attirantes, intelligentes. Très souvent, une fille poste une photo en bikini et dit « oh non, comme je suis laide » « oh mon Dieu, quel gros boudin que je suis » et attend impatiemment qu'un cercle de personnes soigneusement choisies pour pomper son ego fasse « son devoir » avec l'utilisation d'émoticônes et des phrases de soutien.

Si une personne pensait vraiment être laide et grosse, elle mettrait difficilement ses images en bikini sur un réseau social à la merci de millions d'utilisateurs, et si en revanche elle voulait faire un post contre le stéréotype du corps longiligne, n'accompagnerait pas ces photos avec un texte autobiographique.

De « pêcher des compliments » à « objectif de narration »

En anglais, l'attitude de ceux qui disent à voix haute « oh pauvre de moi… » pour essayer d'être consolé et secondé est appelé en jargon « la pêche aux compliments », et beaucoup l'utilisent à la fois en privé avec le partenaire, la famille, les amis et les connaissances, ainsi que dans la vie publique et professionnelle.

Des générations d'« influenceurs » vivant en symbiose avec leur propre « assistant de médias sociaux » convainquent de plus en plus de gens que ce type de communication, c'est-à-dire jeter leurs défauts en pâture au public, est en quelque sorte « gagnant ».

Mais ce que fait le communicateur numérique professionnel, c'est raconter, à travers un storytelling, un détail, même privé, comme source de divertissement qui va construire une image publique financée par un groupe ayant des intérêts économiques dans un certain sujet ou dans le parrainage de la célébrité ou la célébrité en herbe déjà établie. Mais ce type de communication est extrêmement mauvais s'il est opéré sans but réel.

Dire que vous souffrez, peut-être sans une réelle raison de le faire, sinon d'attirer la pitié d'autrui, ne fait pas de quelqu'un un communicateur, et les seules personnes qui attireront seront les « veneurs en aide », tandis que d'affirmer sa propre difficulté avec un but comme « documenter l'intention de surmonter la souffrance », « accroître la conscience sur ce problème » ou « financer des associations et des groupes qui s'occupent de cette affaire » crée un véritable storytelling avec une orientation précise et un objectif réalisable.

À la lumière de ce qui est dit dans ces derniers paragraphes sur le storytelling, je vous demande de faire votre autocritique et d'essayer de comprendre combien de fois vous avez commencé une phrase ou un discours en partant du point de vue « perdant » de ceux qui demandent la pitié, avec la communication non verbale et avec le choix des termes, là où au contraire vous auriez pu obtenir tout autre type de résultat si vous vous étiez engagé dans la préparation d'une attitude assertive.

Storytelling et Brevitas

La synthèse est l'une des armes gagnantes pour une communication efficace plus qu'une description épuisante avec tant de listes infinies impossibles à mémoriser en une seule tentative.

Ceux qui ont étudié les lettres classiques peuvent confirmer que, pendant des siècles, l'humanité a gravé dans sa mémoire indélébile les paroles de poètes, depuis Homère, pour une raison spécifique à laquelle les neuroscientifiques tentent encore de donner une réponse.

Il y a un nombre de syllabes qui aide à cadencer les réponses et qui met automatiquement l'interlocuteur dans un état d'attention supérieur. Ce n'est pas un hasard si le vers hendécasyllabe, contenant onze syllabes, est considéré comme un type de structure poétique presque « magique ». Ainsi des personnes analphabètes, ce qui ne manquaient pas dans les générations de nos grands-parents, qui, au contraire, représentaient une partie importante de la population, s'ils assistaient à un discours poétique ou à une compétition poétique, rentraient chez eux et savaient répéter tout ce qu'ils avaient entendu.

D'une part, ils étaient moins « distraits » par les appareils numériques, dont les effets sont questionnés par les neuro-scientifiques qui les soupçonnent d'interférer avec nos capacités à nous concentrer et à stocker des données, d'une part. D'autre part, ils étaient habitués à entendre la forme des phrases et d'identifier immédiatement une structure qui était « imprimée » dans leur mémoire. Il est singulier que des personnes même âgées, souffrant peut-être d'une maladie neuro-dégénérative ou de démence sénile, soient en mesure de répéter des extraits de poèmes.

Une autre forme captivante pour notre esprit est la structure avec laquelle nous construisons les « log line », c'est-à-dire une « catch phrase », une devise qui résume un concept, utilisé par exemple par les auteurs de romans ou de scénaristes pour présenter leur travail à un producteur.

Ici aussi, je profite de l'occasion pour souligner que le modèle éducatif qu'ils nous ont imposé n'est absolument pas fonctionnel au monde « réel » du travail et des relations adultes. Là où l'étudiant prolixe réussissait à obtenir des notes plus élevées parce qu'il démontrait sa capacité à s'étendre sur un sujet sur lequel il était interrogé, se crée un problème qui, à la lumière de ce qui vient d'être exposé, devrait être évident.

Il y a des financiers et des producteurs de différentes industries qui disent « J'ai une minute, dites-moi ce que vous comptez faire et puis je m'en vais ». À ce type d'approche, l'étudiant bavard s'effondre et ne peut rien dire d'intéressant parce qu'il part d'un point trop éloigné. La sensation est désagréable même pour ceux qui écoutent, car il semble qu'il faille assister par la force à la déchirure incessante de quelqu'un qui aime trop le son de sa propre voix.

Pour aller au cœur de l'affaire et obtenir un exercice pratique sur lequel travailler, essayez de penser à un projet, une idée, un élément à discuter, mais exprimez le tout en quatorze mots au maximum. Dans chaque discours, il suggère de mettre virtuellement le point sans jamais dépasser ce nombre de mots.

Comptez avec vos doigts le nombre de mots que vous utilisez par phrase, écrivez ce que vous dites, puis numérotez-les, peu importe, mais soyez conscient qu'il y a une structure et que vous devez essayer de la respecter autant que possible.

Cela ne veut pas dire que vous devez vous tenir mécaniquement à ce dicton comme si vous étiez un automate, mais plus vous tendez vers ce modèle, plus il vous sera facile de faire parvenir vos idées à votre prochain sans fournir d'éléments pour vous écarter ou être mal compris. Pour donner un exemple, en disant à un éditeur ce que je voulais faire avec ce livre, j'ai dit :

« C'est un manuel pour apprendre à surmonter les obstacles de la communication. »

Exercices de storytelling

Mais alors, comment faire un storytelling efficace ?

Le secret, arraché aux coûteux cours d'écriture créative et de branding pour les entreprises, est de créer précisément une histoire intéressante. « Comment rendre cela intéressant ? »

Voici l'explication.

Le récit, pour être captivant, doit contenir des éléments, appelés mécanismes narratifs, qui déplacent les leviers émotionnels et captent l'attention de l'auditeur. Cet auditeur doit savoir immédiatement qui est le protagoniste de l'histoire qu'il écoute. L'utilisation de la première personne au singulier aide beaucoup à identifier le sujet.

Le sujet de l'« histoire gagnante » initialement, ne veut pas faire partie de l'aventure à laquelle il est appelé, et en quelque sorte il est forcé de sortir de sa « zone confortable » et, en se mettant à l'épreuve, en surmontant des obstacles, en recevant aussi une certaine forme de « dégâts » qui laisse une cicatrice à la valeur, ce qui rend son expérience encore plus précieuse.

Je parie que cette structure vous est plus familière qu'il n'y paraît parce que, ici, vous pouvez vous confronter à des auteurs comme Vogler ou McKee, qui ont développé des milliers d'histoires, de mythes, de livres, de séries et de films à succès, en trouvant un seul parcours « obligatoire » dans leurs produits de divertissement.

Faites-le devenir votre propre mécanisme et vos histoires ne seront pas seulement écoutées avec plaisir, elles seront demandées par ceux qui vous connaissent.

Si, avec cette structure basique, que nous pouvons approfondir de bien des façons en peu de temps, nous combinons un langage corporel ouvert et inclusif, si notre ton est profond et sûr, si nos phrases sont concises et contiennent les mots-clés nécessaires, si nous donnons toutes les informations nécessaires, voilà que nous obtenons du succès.

Ce cocktail spécial d'astuces ne sert pas tant à satisfaire un sens esthétique illusoire pour lequel les mots « résonneraient mieux » et nous aurions un « accomplissement stylistique » du sens du beau. Ce que je vous propose est une véritable intervention calibrée sur les récepteurs neuronaux de votre interlocuteur, qui mémorisera mieux ce que vous lui dites grâce à la structure pondérée des phrases, sera plus intéressé par votre posture conçue pour être invitante, en saisissant mieux le noyau de la question, et en sera plus enclin à vous rencontrer.

L'exercice que je vous propose maintenant est de raconter votre propre échec personnel comme une histoire de succès.

Pour renverser le résultat que vous avez subi, vous pouvez considérer le résultat négatif comme une expérience qui a pourtant servi à quelque chose.

Vous pouvez utiliser l'ironie, vous pouvez ajouter des éléments qui n'étaient pas dans la version originale, mais tenez-vous en le plus possible à la réalité des faits.

Je vais vous donner une idée, en commençant par les éléments « location vidéo » et « nouvelle carrière ».

« J'avais un vidéoclub, mais son échec m'a appris le potentiel du marché sur Internet et à quel point les activités sont instables aujourd'hui. Fort de cette expérience, je pourrais me déplacer, me projeter beaucoup mieux, et c'est ce que je peux apporter à votre compagnie. »

« J'avais un vidéoclub, mais il a brûlé, et lorsque j'ai éteint le feu, j'ai pensé, ooh, je suis bon pour éteindre le feu, c'est pourquoi je suis un très bon pompier. »

« J'avais un vidéoclub, et tout allait bien, mais j'avais toujours un mal de tête bizarre. Finalement, j'ai découvert que les écrans me dérangeaient, alors j'ai ouvert une librairie. »

Merci d’avoir lu le livre !

J’espère que mon travail a été apprécié et surtout utile.

Si vous êtes satisfaite, ou satisfait, du contenu,

je vous demande de me laisser un commentaire qui m’aiderait à poursuivre mon travail.

Écrire votre opinion au sujet de mon livre ne prendra que deux minutes de votre temps, mais cela signifie beaucoup pour moi.

Merci de votre soutien !

Printed in France by Amazon
Brétigny-sur-Orge, FR

16055067R00172